U0038159

國家圖書館出版品預行編目(CIP)資料

經絡穴位反射區大圖冊 / 吳中朝作.
-- 初版. -- 新北市 : 養沛文化館出版 : 雅書堂文化發行,
2019.11
面 ;　公分. -- (SMART LIVING養身健康觀 ; 124)
ISBN 978-986-5665-75-3(平裝)

1.穴位療法 2.經穴

413.915　　108009365

SMART LIVING養身健康觀 124
經絡穴位反射區大圖冊

作　　者／吳中朝
發 行 人／詹慶和
總 編 輯／蔡麗玲
特約編輯／黃建勳
編　　輯／蔡毓玲・劉蕙寧・黃璟安・陳姿伶・陳昕儀
排版製作／造極
美術編輯／陳麗娜・周盈汝・韓欣恬
出 版 者／養沛文化館
發 行 者／雅書堂文化事業有限公司
郵政劃撥帳號／18225950
戶　　名／雅書堂文化事業有限公司
地　　址／新北市板橋區板新路206號3樓
電子信箱／elegant.books@msa.hinet.net
電　　話／（02）8952-4078
傳　　真／（02）8952-4084

2019年11月初版一刷　定價 350元

本書台灣繁體版由四川一覽文化傳播廣告有限公司代理，
經中國輕工業出版社授權出版。

經銷／易可數位行銷股份有限公司
地址／新北市新店區寶橋路235巷6弄3號5樓
電話／(02)8911-0825
傳真／(02)8911-0801

版權所有・翻印必究
（未經同意，不得將本書之全部或部分內容以任何形式使用刊載）
本書如有缺頁、破損、裝訂錯誤，請寄回本公司更換

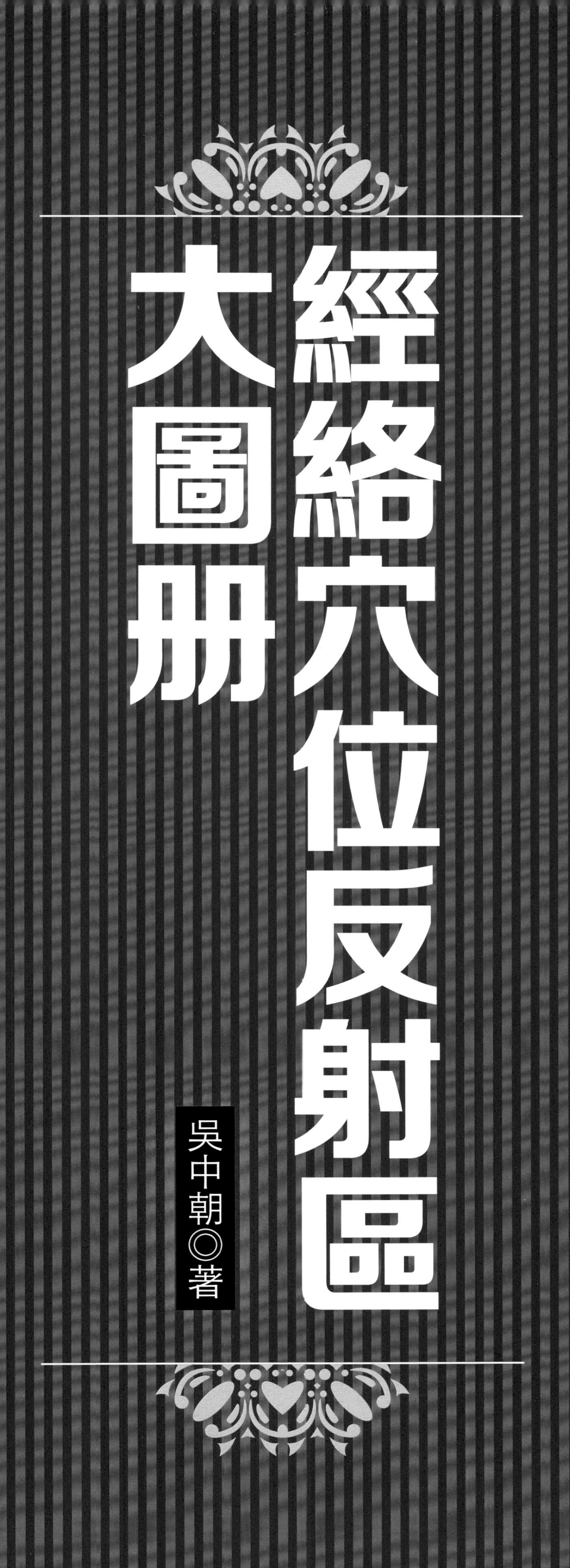
經絡穴位反射區
大圖冊
吳中朝◎著

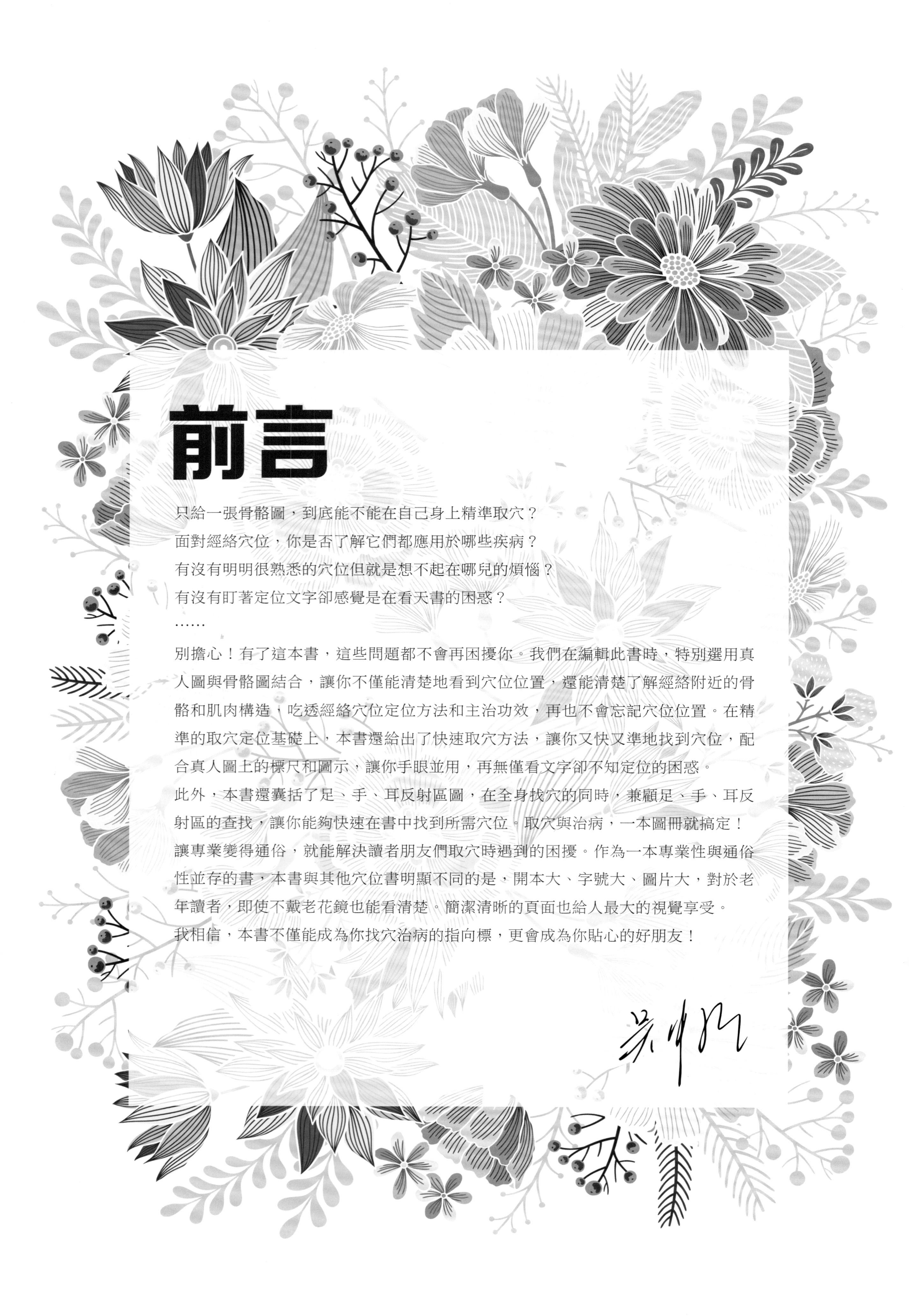

前言

只給一張骨骼圖，到底能不能在自己身上精準取穴？
面對經絡穴位，你是否了解它們都應用於哪些疾病？
有沒有明明很熟悉的穴位但就是想不起在哪兒的煩惱？
有沒有盯著定位文字卻感覺是在看天書的困惑？
……

別擔心！有了這本書，這些問題都不會再困擾你。我們在編輯此書時，特別選用真人圖與骨骼圖結合，讓你不僅能清楚地看到穴位位置，還能清楚了解經絡附近的骨骼和肌肉構造，吃透經絡穴位定位方法和主治功效，再也不會忘記穴位位置。在精準的取穴定位基礎上，本書還給出了快速取穴方法，讓你又快又準地找到穴位，配合真人圖上的標尺和圖示，讓你手眼並用，再無僅看文字卻不知定位的困惑。

此外，本書還囊括了足、手、耳反射區圖，在全身找穴的同時，兼顧足、手、耳反射區的查找，讓你能夠快速在書中找到所需穴位。取穴與治病，一本圖冊就搞定！

讓專業變得通俗，就能解決讀者朋友們取穴時遇到的困擾。作為一本專業性與通俗性並存的書，本書與其他穴位書明顯不同的是，開本大、字號大、圖片大，對於老年讀者，即使不戴老花鏡也能看清楚。簡潔清晰的頁面也給人最大的視覺享受。

我相信，本書不僅能成為你找穴治病的指向標，更會成為你貼心的好朋友！

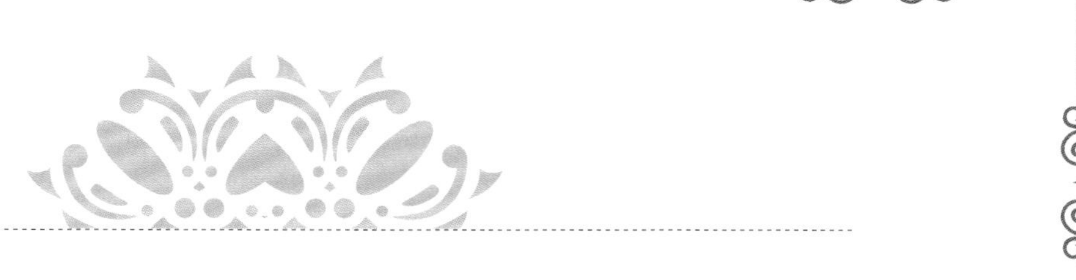

目錄

第一章 經絡穴位圖譜

中醫都在用的超簡單取穴法

骨度折量定位法

骨度折量定位是指將全身各部以骨節為主要標誌，規定其長短，並依其比例折算作為定穴的標準。此種方法，不論男女、老少、高矮、胖瘦都適用，從而解決了在不同人身上定穴的難題。

部位	起止點	骨度（寸）	度量
頭面部	前髮際正中至後髮際正中	12	直寸
	眉間（印堂）至前髮際正中	3	直寸
	前兩額頭角（頭維）之間	9	橫寸
	耳後兩乳突（完骨）間	9	橫寸
胸腹脅部	胸骨上窩（天突）至胸劍聯合中點（歧骨）	9	直寸
	胸劍聯合中點（歧骨）至臍中（神闕）	8	直寸
	臍中（神闕）至恥骨聯合上緣（曲骨）	5	直寸
	兩乳頭之間	8	橫寸
	腋窩頂點至第11肋骨游離端	12	直寸
背腰部	肩胛骨內緣（近脊柱側）至後正中線	3	橫寸
上肢部	腋前紋頭至肘橫紋（平尺骨鷹嘴）	9	直寸
	肘橫紋（平尺骨鷹嘴）至腕掌（背）側遠端橫紋	12	直寸
下肢部	恥骨聯合上緣（曲骨）至髕底	18	直寸
	脛骨內側髁下方（陰陵泉）至內踝尖	13	直寸
	股骨大轉子至膕橫紋	19	直寸
	臀溝至膕橫紋	14	直寸
	膕橫紋至外踝尖	16	直寸
	內踝尖至足底	3	直寸

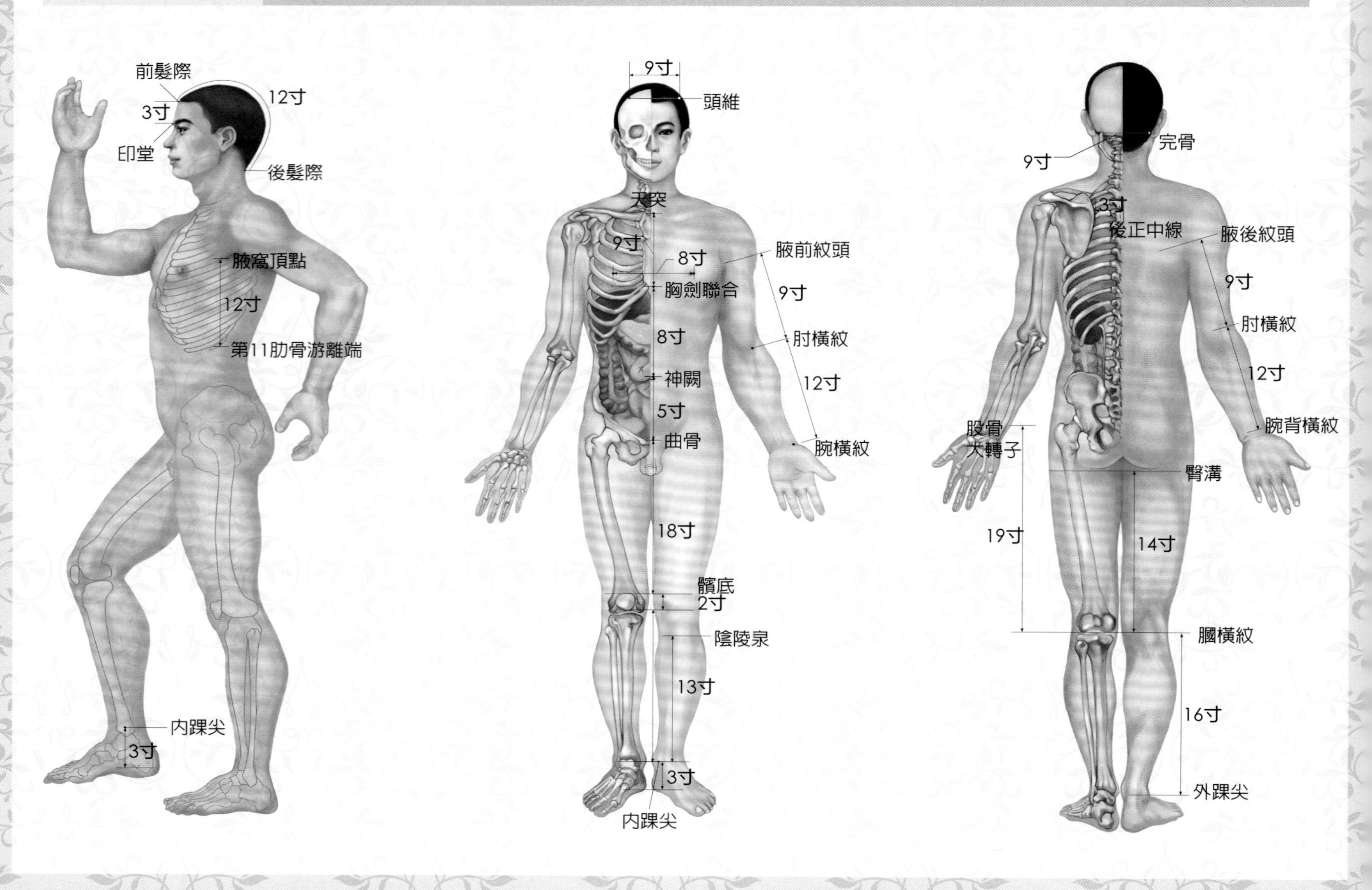

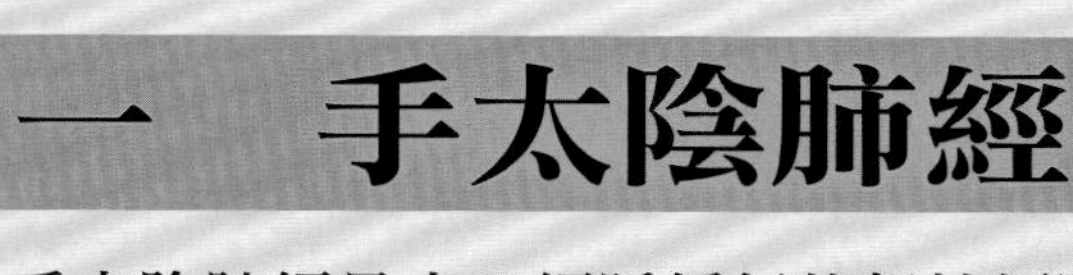

一 手太陰肺經

手太陰肺經是十二經脈循行的起始經脈，經脈的循行與肺臟相連，並向下與大腸相聯絡。所以，肺與大腸是相表裡的臟腑。肺臟在五臟六腑中位置最高，呈圓錐形，其葉下垂，很像戰國時期馬車的傘蓋，因此有“五臟六腑之華蓋”之稱。

穴位歌訣

手太陰肺十一穴，中府雲門天府訣，
俠白尺澤孔最存，列缺經渠太淵涉，
魚際拇指白肉際，抵指少商如韭葉。

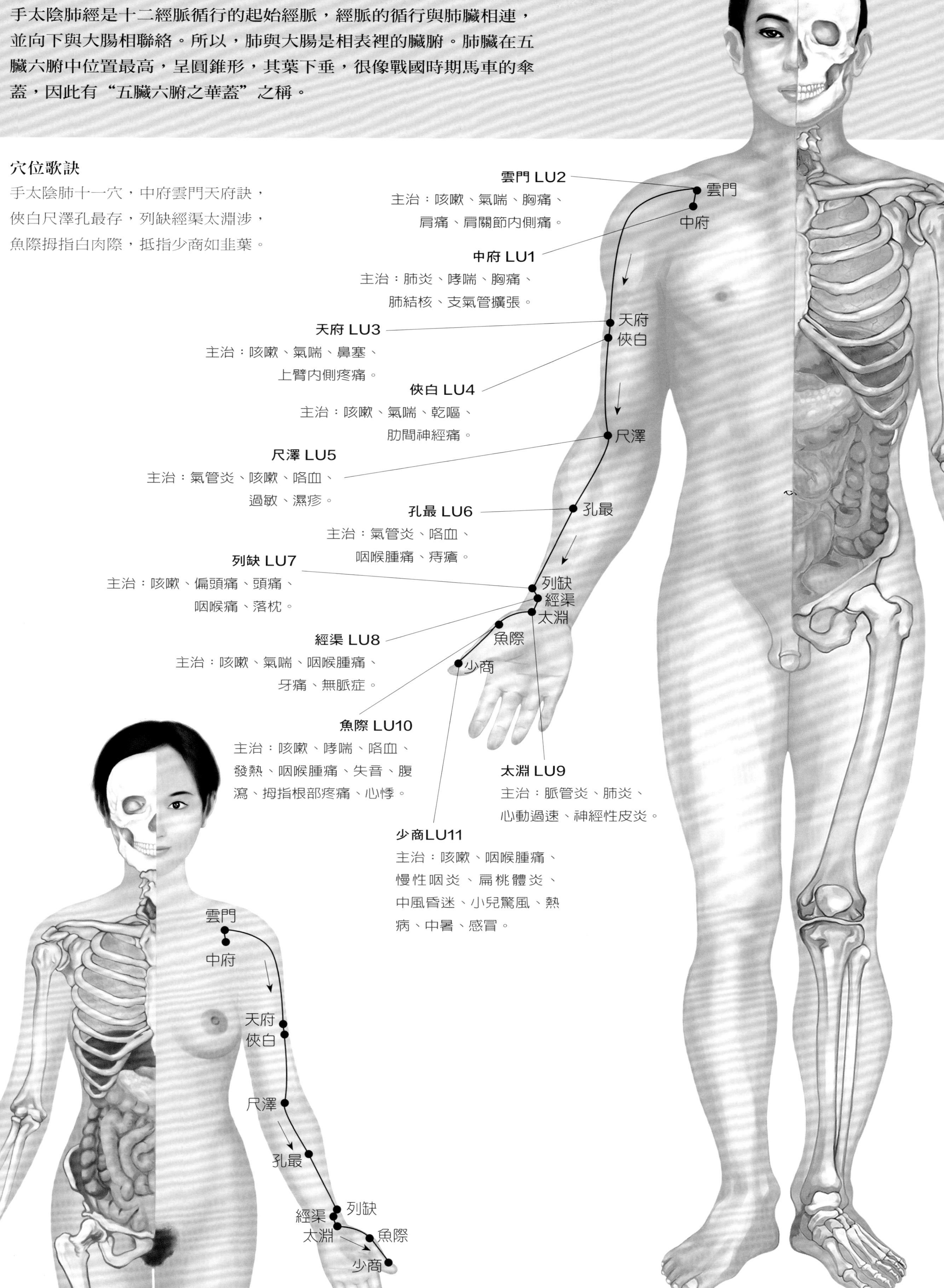

LU1 中府

位置：在胸部，橫平第1肋間隙，鎖骨下窩外側，前正中線旁開6寸。
快速取穴：正立，雙手叉腰，鎖骨外側端下方有一凹陷，該處再向下1橫指即是。

LU2 雲門

位置：在胸部，鎖骨下窩凹陷中，肩胛骨喙突內緣，前正中線旁開6寸。
快速取穴：正立，雙手叉腰，鎖骨外側端下方的三角形凹陷處即是。

LU3 天府

位置：在臂前區，腋前紋頭下3寸，肱二頭肌橈側緣處。
快速取穴：臂前平舉，俯頭，鼻尖觸上臂內側處。

LU4 俠白

位置：在臂前區，腋前紋頭下4寸，肱二頭肌橈側緣處。
快速取穴：先找到天府（見本頁），向下1橫指處即是。

LU5 尺澤

位置：在肘部，肘橫紋上，肱二頭肌腱橈側緣凹陷中。
快速取穴：屈肘時，觸及肌腱，其外側緣即是。

LU6 孔最

位置：在前臂內側面，腕掌側遠端橫紋上7寸，尺澤（見本頁）與太淵（見本頁）連線上。
快速取穴：手臂向前，仰掌向上，另一手握住前臂中段處，拇指指甲垂直下壓。

LU7 列缺

位置：腕掌側遠端橫紋上1.5寸，拇短伸肌腱與拇長展肌腱之間。
快速取穴：兩手虎口相交，一手食指壓另一手橈骨莖突上，食指指尖到達處即是。

LU8 經渠

位置：前臂內側面，腕掌側遠端橫紋上1寸，橈骨莖突與橈動脈之間。
快速取穴：伸手，掌心向上，一手給另一手把脈，中指所在位置即是。

LU9 太淵

位置：在腕部，橈骨莖突與舟狀骨之間，拇長展肌腱尺側凹陷中。
快速取穴：掌心向上，腕橫紋外側摸到橈動脈，其外側即是。

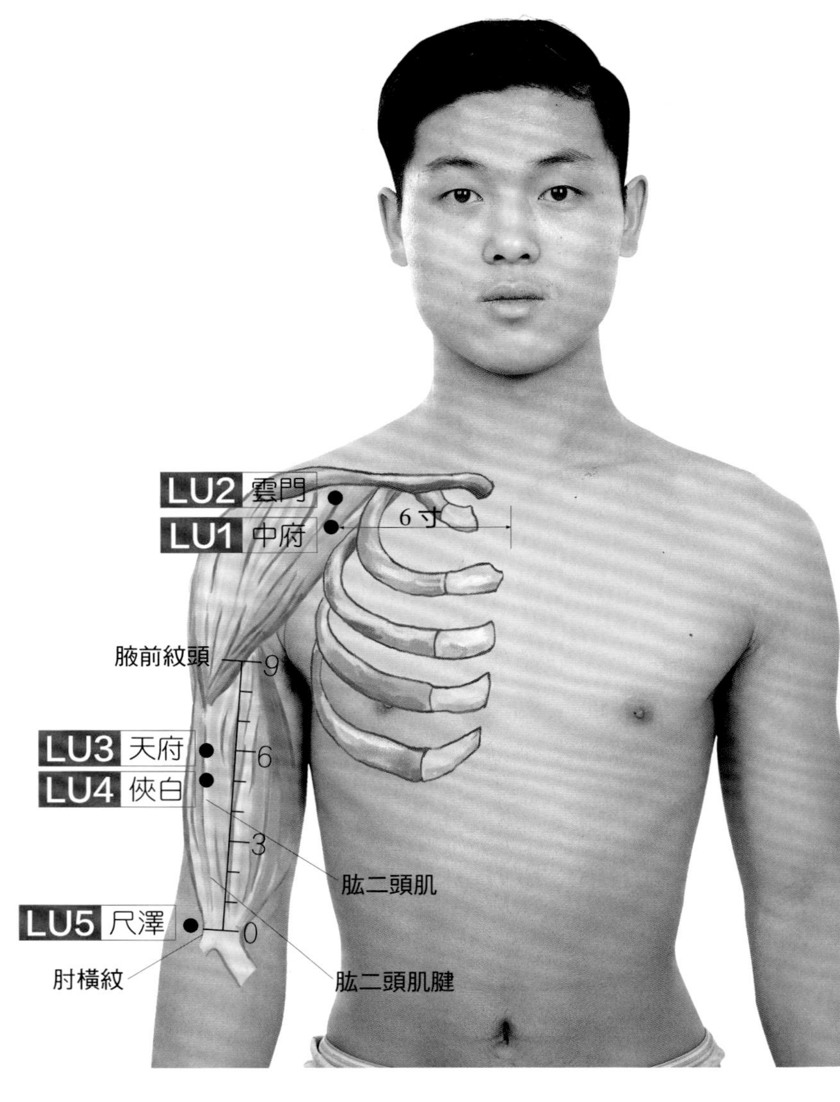

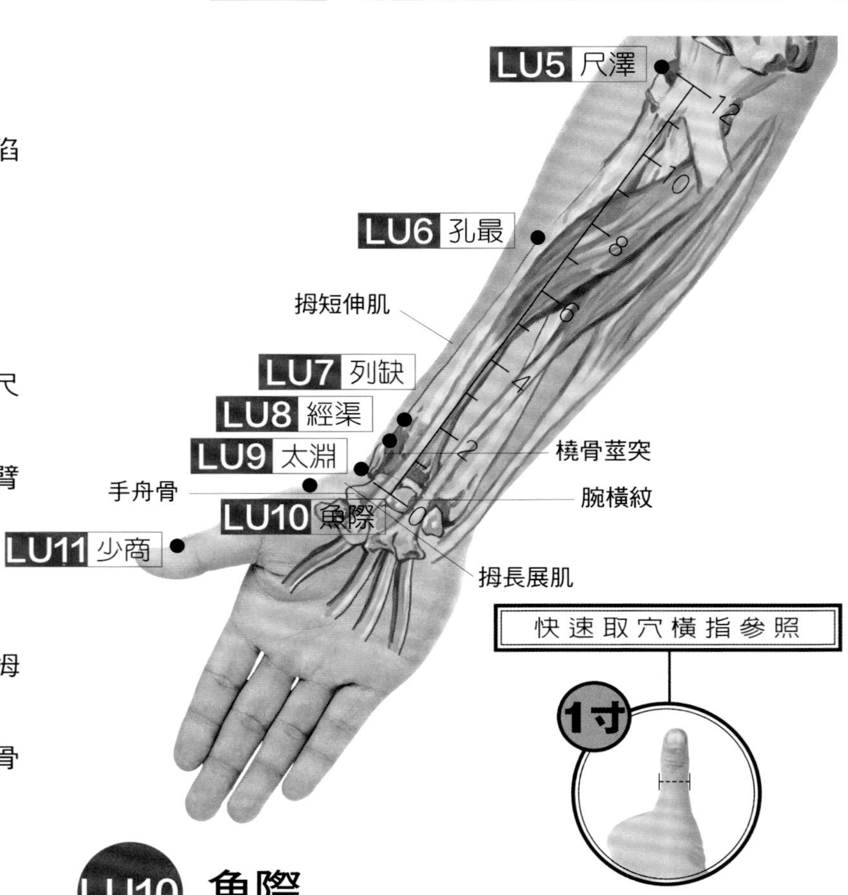

LU10 魚際

位置：在手外側，第1掌骨橈側中點赤白肉際處。
快速取穴：一手輕握另手手背，彎曲拇指，指尖垂直下按第1掌骨中點赤白肉際處即是。

LU11 少商

位置：在手指，拇指末節橈側，指甲根角側上方0.1寸（指寸）。
快速取穴：一手拇指伸直，另手拇指、食指輕握，拇指彎曲掐按伸直的拇指指甲角邊緣處即是。

二 手陽明大腸經

手陽明大腸經在食指與手太陰肺經銜接，聯繫的器官有口、下齒、鼻，所屬的臟腑為大腸，絡肺，在鼻旁與足陽明胃經相接。大腸經對面部等病證具有很好的主治作用，並可治療熱病等。

穴位歌訣

二十大腸起商陽，二間三間合谷藏，
陽溪偏歷溫溜濟，下廉上廉三里長，
曲池肘髎五里近，臂臑肩髃巨骨當，
天鼎扶突禾髎接，鼻旁五分迎香列。

迎香 LI20
主治：鼻塞、過敏性鼻炎、鼻出血。

扶突 LI18
主治：咳嗽、氣喘、咽喉腫痛、打嗝。

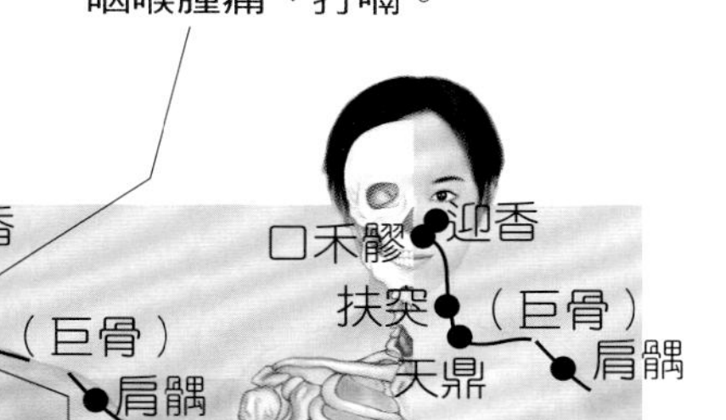

口禾髎 LI19
主治：鼻塞流涕、鼻出血。

天鼎 LI17
主治：咳嗽、氣喘、咽喉腫痛、扁桃體炎、梅核氣、癭瘤（甲狀腺腫瘤）。

巨骨 LI16
主治：肩背及上臂疼痛、半身不遂。

肩髃 LI15
主治：肩臂疼痛、肩周炎、肩痛、上肢不遂。

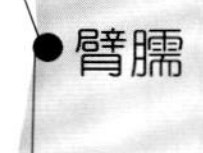

臂臑 LI14
主治：眼部疾病、手臂腫痛、上肢不遂。

手五里 LI13
主治：肩周炎、手臂腫痛、上肢不遂、瘧疾。

肘髎 LI12
主治：肩臂肘疼痛、上肢麻木、拘攣。

曲池LI11
主治：感冒、外感發熱、咳嗽、氣喘、腹痛。

手三里 LI10
主治：腹痛、腹瀉、肩周炎、牙痛。

上廉 LI9
主治：腹痛、腹脹、腸鳴、上肢腫痛、上肢不遂。

下廉 LI8
主治：眩暈、腹痛、上肢不遂、手肘肩無力。

溫溜 LI7
主治：寒熱頭痛、面赤面腫、口舌痛、肩背疼痛。

偏歷 LI6
主治：耳聾、耳鳴、牙痛、腸鳴、腹痛。

合谷 LI4
主治：外感發熱、頭痛目眩、鼻塞、昏迷等。

陽溪 LI5
主治：頭痛、耳鳴、耳聾、牙痛、目赤腫痛。

三間 LI3
主治：牙痛、咽喉腫痛、身熱胸悶、痔瘡、哮喘。

商陽 LI1
主治：咽喉腫痛、嘔吐、扁桃體炎、便秘。

二間 LI2
主治：咽喉腫痛、鼻出血、目痛、腹脹。

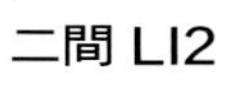
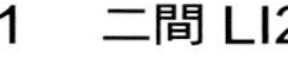

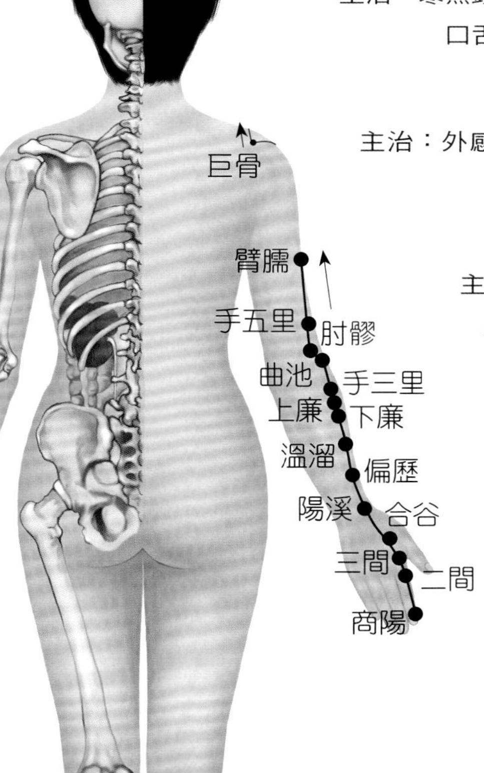

LI1 商陽

位置：在食指末節橈側，指甲根角側上方0.1寸。

快速取穴：食指末節指甲根角，靠拇指側的位置。

LI2 二間

位置：在手指，第２掌指關節橈側遠端赤白肉際處。

快速取穴：自然彎曲食指，第２掌指關節前緣，靠拇指側，有凹陷處。

LI3 三間

位置：在手背，第２掌指關節橈側近端凹陷中。

快速取穴：微握拳，食指第２掌指關節後緣，觸之有凹陷處即是。

LI4 合谷

位置：在手背，第1、2掌骨之間，約平第２掌骨中點處。

快速取穴：一手拇指關節橫紋，放在另一手拇、食指之間的指蹼緣上，當拇指尖下即是。

LI5 陽溪

位置：腕背側遠端橫紋橈側，橈骨莖突遠端，解剖學“鼻煙窩”凹陷中。

快速取穴：手掌側放，拇指伸直向上翹起，腕背橈側有一凹陷處即是。

LI6 偏歷

位置：在前臂，腕背側遠端橫紋上３寸，陽溪（見本頁）與曲池（見11頁）連線上。

快速取穴：兩手虎口垂直交叉，中指尖落於前臂背面處有一凹陷即是。

LI7 溫溜

位置：在前臂，腕橫紋上５寸，陽溪與曲池連線上。

快速取穴：取陽溪（見本頁）和曲池（見11頁）中點，向陽溪方向量取1寸即是。

LI8 下廉

位置：在前臂，肘橫紋下４寸，陽溪與曲池連線上。

快速取穴：側腕屈肘，以手掌按另一手臂，拇指位於肘彎處，小指所在位置即是。

LI9 上廉

位置：在前臂，肘橫紋下３寸，陽溪與曲池連線上。

快速取穴：先找到陽溪（見本頁）、曲池（見11頁），兩者連線中點向上量取4橫指處即是。

LI10 手三里

位置：在前臂，肘橫紋下２寸，陽溪與曲池連線上。

快速取穴：先找到陽溪（見本頁）、曲池（見11頁），兩者連線上曲池下３橫指即是。

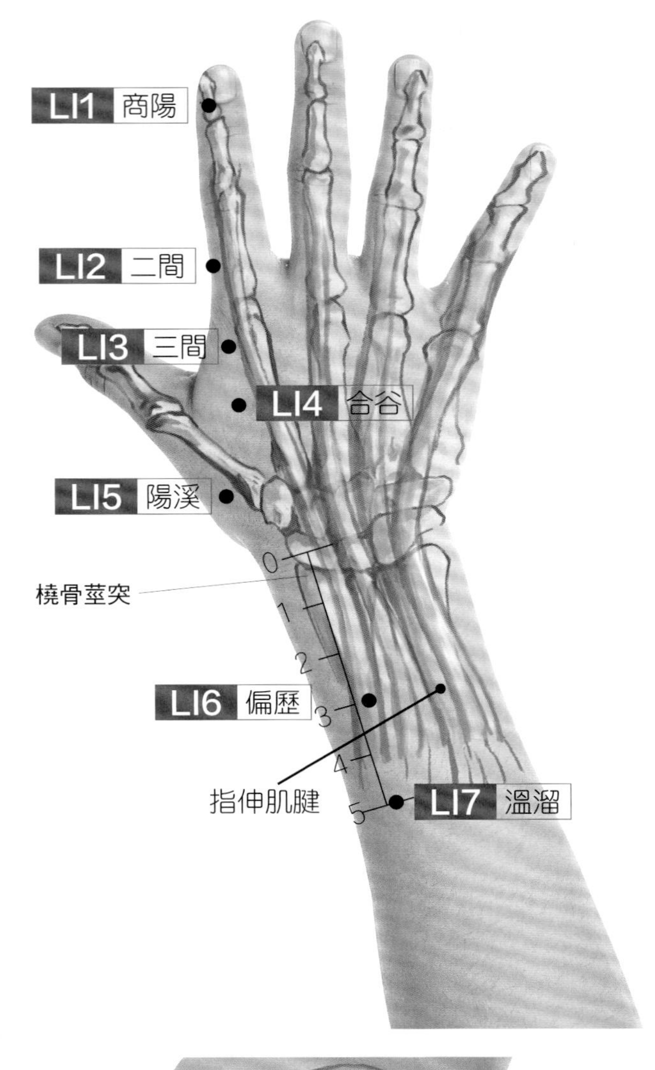

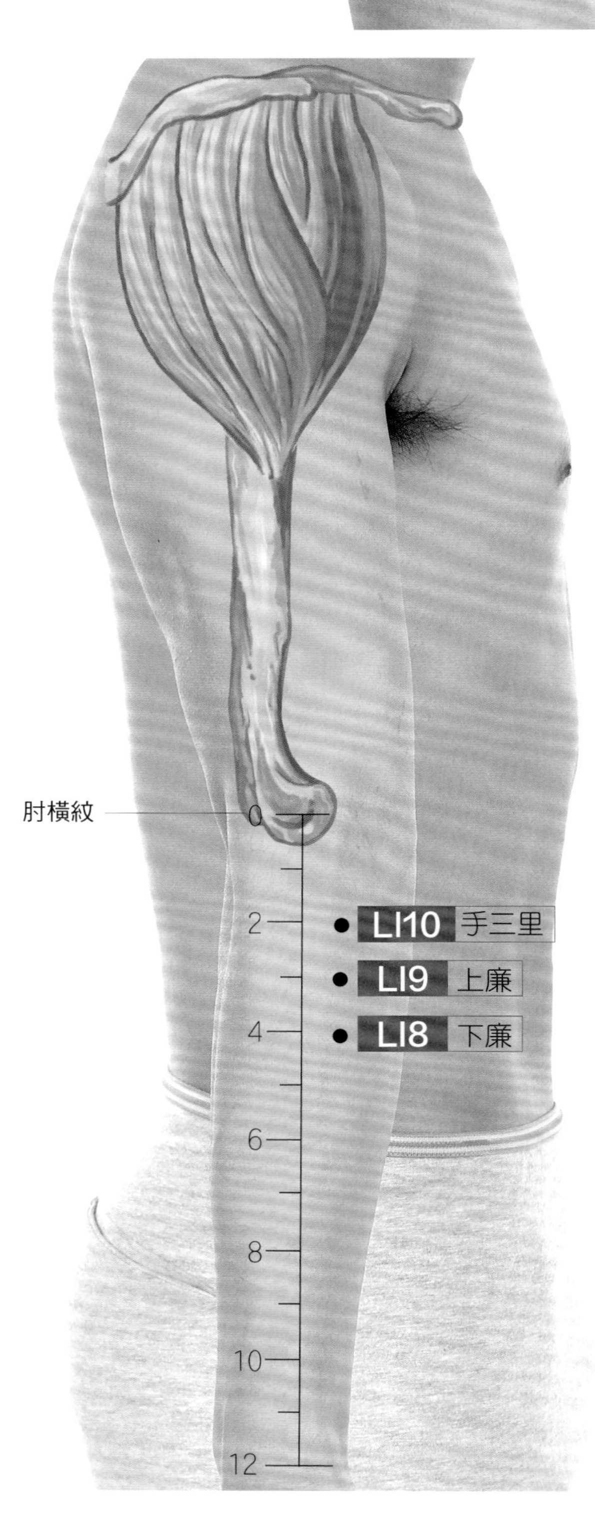

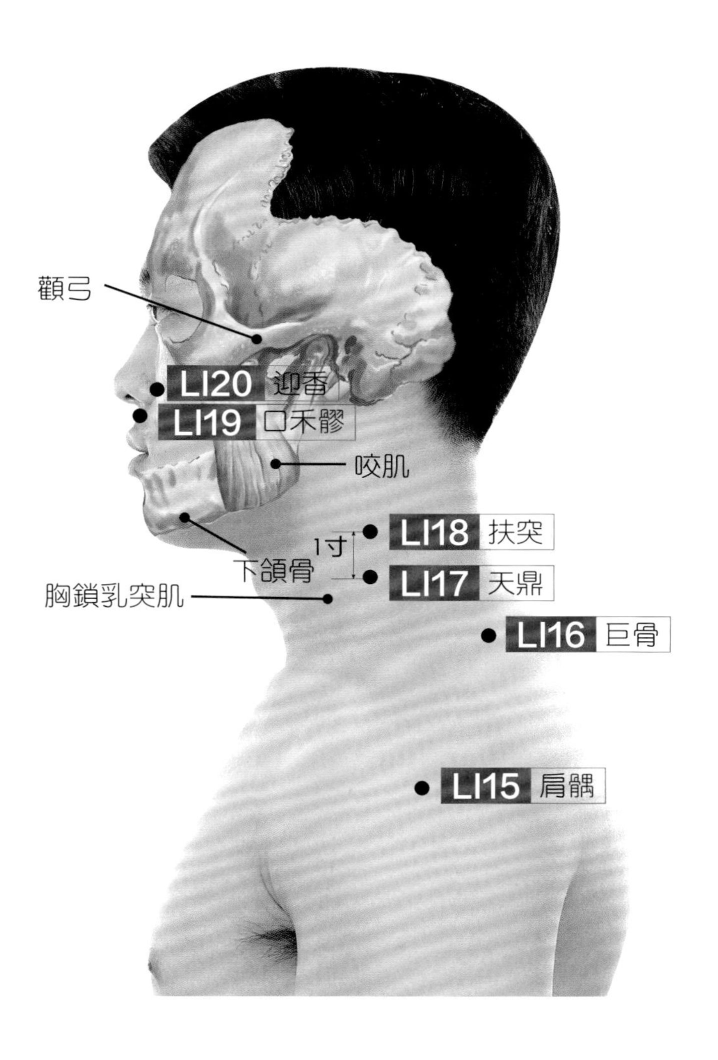

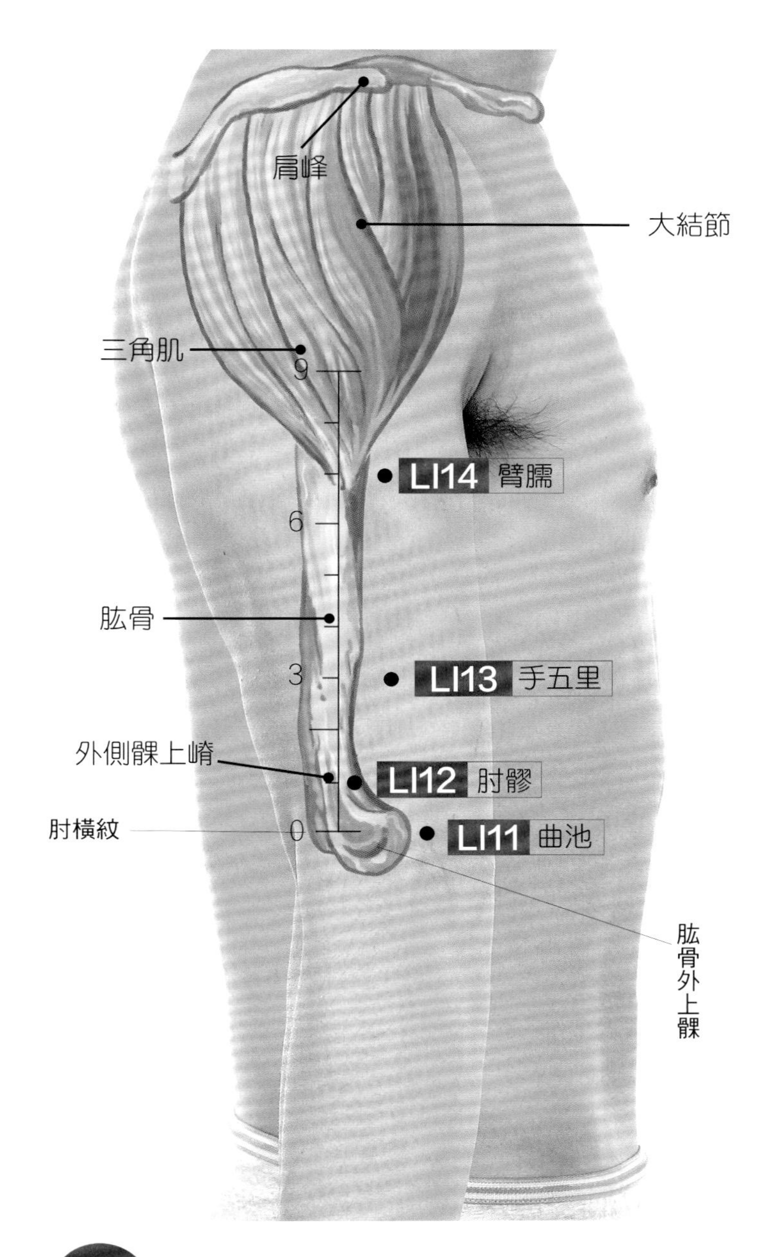

LI20 迎香

位置：鼻翼外緣中點，鼻唇溝中。

快速取穴：雙手輕握拳，食指和中指併攏，中指指尖貼鼻翼兩側，食指指尖處即是。

LI11 曲池

位置：在肘部，尺澤（見8頁）與肱骨外上髁連線的中點處。

快速取穴：屈肘，找到肘橫紋中點和肱骨外上髁，兩者連線中點處。

LI12 肘髎

位置：在肘部，肱骨外上髁上緣，髁上嵴的前緣。

快速取穴：先找到曲池（見本頁），向斜上方量取1橫指處即是。

LI13 手五里

位置：在臂部，肘橫紋上3寸，曲池與肩髃連線上。

快速取穴：手臂外側曲池（見本頁）上4橫指。

LI14 臂臑

位置：曲池（見本頁）上7寸，三角肌下端。

快速取穴：屈肘緊握拳，使三角肌隆起，三角肌下端偏內側，按壓有痠脹感處即是。

LI15 肩髃

位置：在肩峰前下方，當肩峰與肱骨大結節之間凹陷處。

快速取穴：屈肘抬臂與肩同高，另一手中指按壓肩尖下，肩前呈現凹陷處即是。

LI16 巨骨

位置：在肩部，鎖骨肩峰端與肩胛岡之間凹陷中。

快速取穴：沿著鎖骨向外摸至肩峰端，再找背部肩胛岡，兩者之間凹陷處即是。

LI17 天鼎

位置：在頸部，橫平環狀軟骨，胸鎖乳突肌後緣，扶突直下1寸處。

快速取穴：先找到扶突（見本頁），再找到鎖骨上窩中央，兩者連線中點處即是。

LI18 扶突

位置：在胸鎖乳突肌區，橫平喉結，當胸鎖乳突肌的前、後緣中間。

快速取穴：拇指彎曲，其餘四指併攏，手心向內，小指放喉結旁，食指所在處即是。

LI19 口禾髎

位置：在面部，橫平人中溝上1/3與下2/3交點，鼻孔外緣直下。

快速取穴：鼻孔外緣直下，平鼻唇溝上1/3處即是。

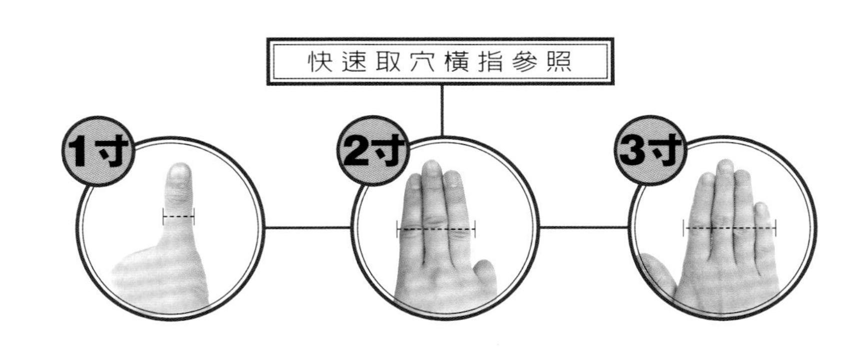

三 足陽明胃經

足陽明胃經在鼻旁與手陽明大腸經銜接，聯繫的器官有鼻、目、上齒、口唇、喉嚨和乳房，所屬的臟腑為胃，絡脾，在足大趾與足太陰脾經相接。胃是氣血生成的地方，而氣血是人體最基本的保障，所以，胃經是人體的後天之本，想健康長壽，想通體康泰，就不要忘了疏調胃經，讓它時時保持通暢旺盛。

穴位歌訣

四十五穴足陽明，承泣四白巨髎經，
地倉大迎下頰車，下關頭維對人迎，
水突氣舍連缺盆，氣戶庫房屋翳尋，
膺窗乳中下乳根，不容承滿與梁門，
關門太乙滑肉門，天樞外陵大巨存，
水道歸來氣衝次，髀關伏兔走陰市，
梁丘犢鼻足三里，上巨虛連條口行，
下巨虛下有豐隆，解溪沖陽陷谷同，
內庭厲兌陽明穴，大指次指之端終。

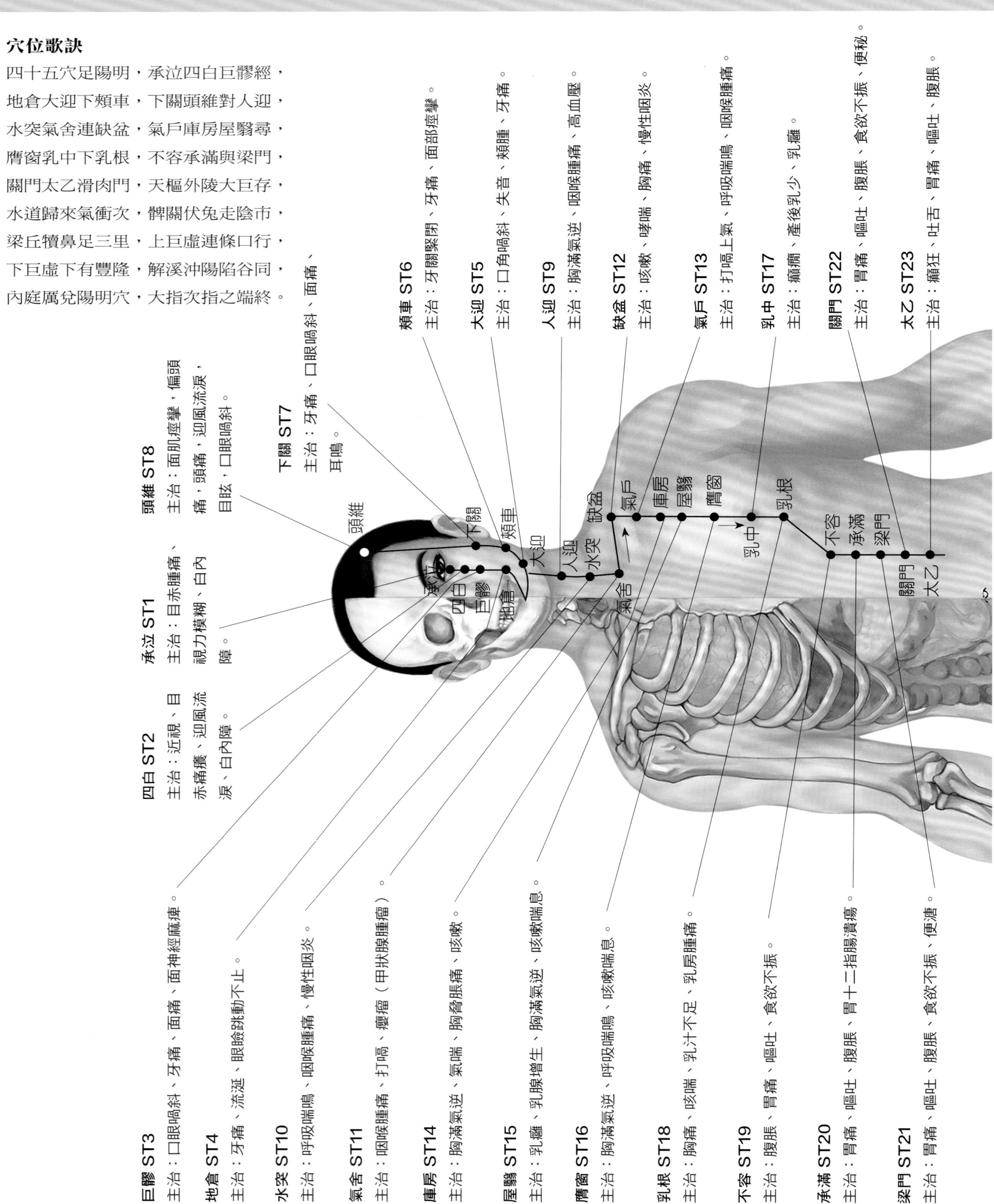

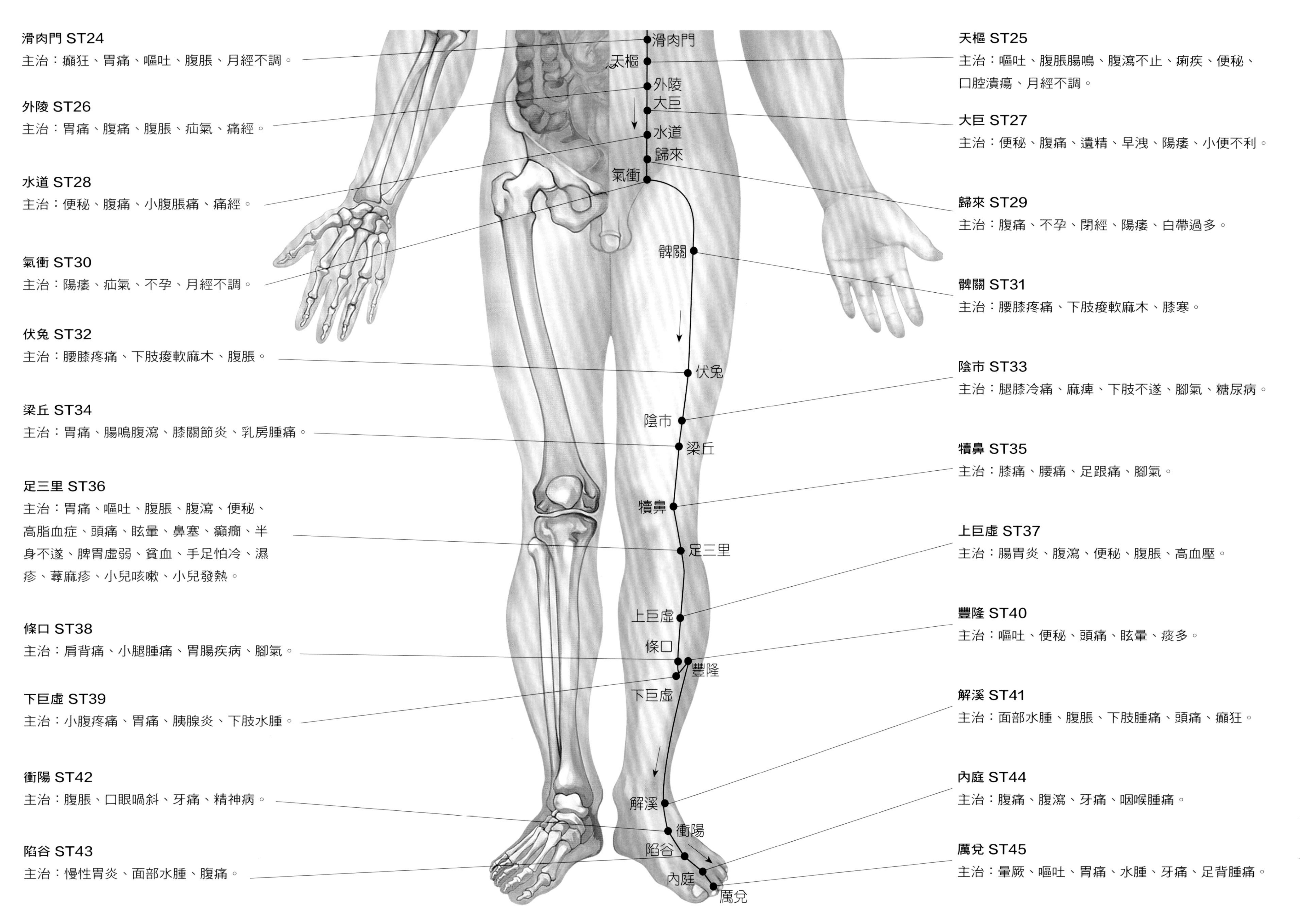

滑肉門 ST24
主治：癲狂、胃痛、嘔吐、腹脹、月經不調。

外陵 ST26
主治：胃痛、腹痛、腹脹、疝氣、痛經。

水道 ST28
主治：便秘、腹痛、小腹脹痛、痛經。

氣衝 ST30
主治：陽痿、疝氣、不孕、月經不調。

伏兔 ST32
主治：腰膝疼痛、下肢痿軟麻木、腹脹。

梁丘 ST34
主治：胃痛、腸鳴腹瀉、膝關節炎、乳房腫痛。

足三里 ST36
主治：胃痛、嘔吐、腹脹、腹瀉、便秘、高脂血症、頭痛、眩暈、鼻塞、癲癇、半身不遂、脾胃虛弱、貧血、手足怕冷、濕疹、蕁麻疹、小兒咳嗽、小兒發熱。

條口 ST38
主治：肩背痛、小腿腫痛、胃腸疾病、腳氣。

下巨虛 ST39
主治：小腹疼痛、胃痛、胰腺炎、下肢水腫。

衝陽 ST42
主治：腹脹、口眼喎斜、牙痛、精神病。

陷谷 ST43
主治：慢性胃炎、面部水腫、腹痛。

天樞 ST25
主治：嘔吐、腹脹腸鳴、腹瀉不止、痢疾、便秘、口腔潰瘍、月經不調。

大巨 ST27
主治：便秘、腹痛、遺精、早洩、陽痿、小便不利。

歸來 ST29
主治：腹痛、不孕、閉經、陽痿、白帶過多。

髀關 ST31
主治：腰膝疼痛、下肢痿軟麻木、膝寒。

陰市 ST33
主治：腿膝冷痛、麻痺、下肢不遂、腳氣、糖尿病。

犢鼻 ST35
主治：膝痛、腰痛、足跟痛、腳氣。

上巨虛 ST37
主治：腸胃炎、腹瀉、便秘、腹脹、高血壓。

豐隆 ST40
主治：嘔吐、便秘、頭痛、眩暈、痰多。

解溪 ST41
主治：面部水腫、腹脹、下肢腫痛、頭痛、癲狂。

內庭 ST44
主治：腹痛、腹瀉、牙痛、咽喉腫痛。

厲兌 ST45
主治：暈厥、嘔吐、胃痛、水腫、牙痛、足背腫痛。

ST1 承泣

位置：在面部，眼球與眶下緣之間，瞳孔直下。
快速取穴：食指和中指伸直併攏，中指貼於鼻側，食指指尖位於下眼眶邊緣處即是。

ST2 四白

位置：在面部，雙眼平視時，瞳孔直下，當眶下孔凹陷處。
快速取穴：食指和中指伸直併攏，中指指腹貼兩側鼻翼，食指指尖所按凹陷處即是。

ST3 巨髎

位置：在面部，瞳孔直下，橫平鼻翼下緣，顴弓下緣凹陷處。
快速取穴：沿瞳孔直下垂直線向下，與鼻翼下緣水平線交點凹陷處即是。

ST4 地倉

位置：在面部，當口角旁開0.4寸。
快速取穴：用食指指甲垂直下壓唇角外側兩旁即是。

ST5 大迎

位置：在面部，下頜角前方，咬肌附著部前緣凹陷中，面動脈搏動處。
快速取穴：閉口鼓氣，下頜角前下方有一凹陷，下端按有搏動感處即是。

ST6 頰車

位置：在面部，下頜角前上方1橫指。
快速取穴：上下牙關咬緊時，會隆起一個咬肌高點，按之有凹陷處即是。

ST7 下關

位置：在面部，顴弓下緣中央與下頜切跡之間凹陷處。
快速取穴：閉口，食指和中指併攏，食指貼於耳垂旁，中指指腹處即是。

ST8 頭維

位置：在頭部，額角髮際直上0.5寸，頭正中線旁開4.5寸處。
快速取穴：在頭部，額角髮際直上半橫指，頭正中線旁開6橫指。

ST9 人迎

位置：在頸部，橫平喉結，胸鎖乳突肌前緣，頸總動脈搏動處。
快速取穴：從喉結往外側量約2橫指，胸鎖乳突肌前緣動脈搏動處。

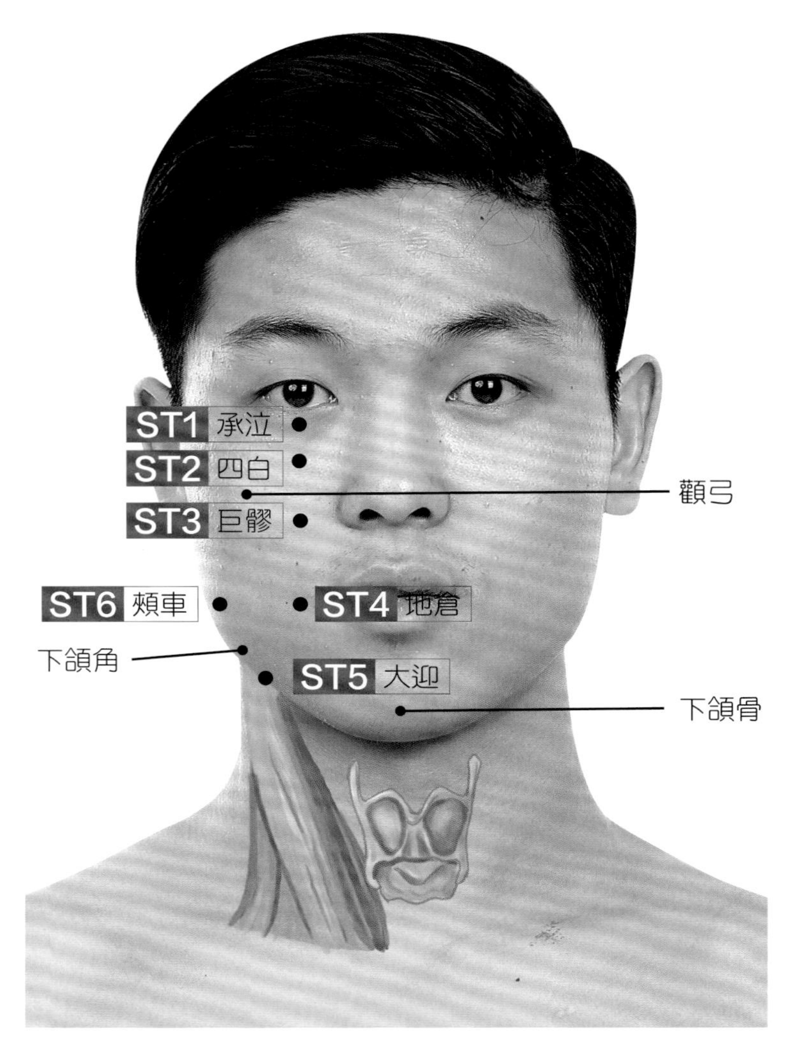

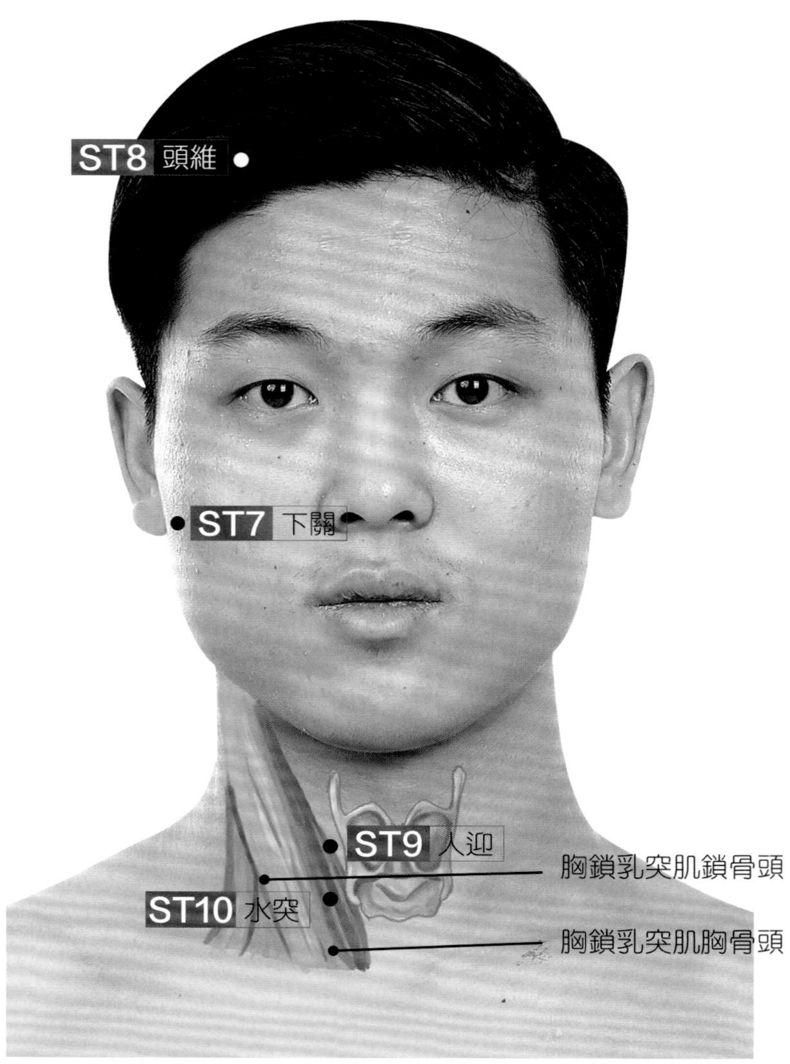

ST10 水突

位置：在頸部，胸鎖乳突肌的前緣，當胸鎖乳突肌的胸骨頭與鎖骨頭和鎖骨所構成的凹陷處。
快速取穴：人迎、氣舍連線中點即是。

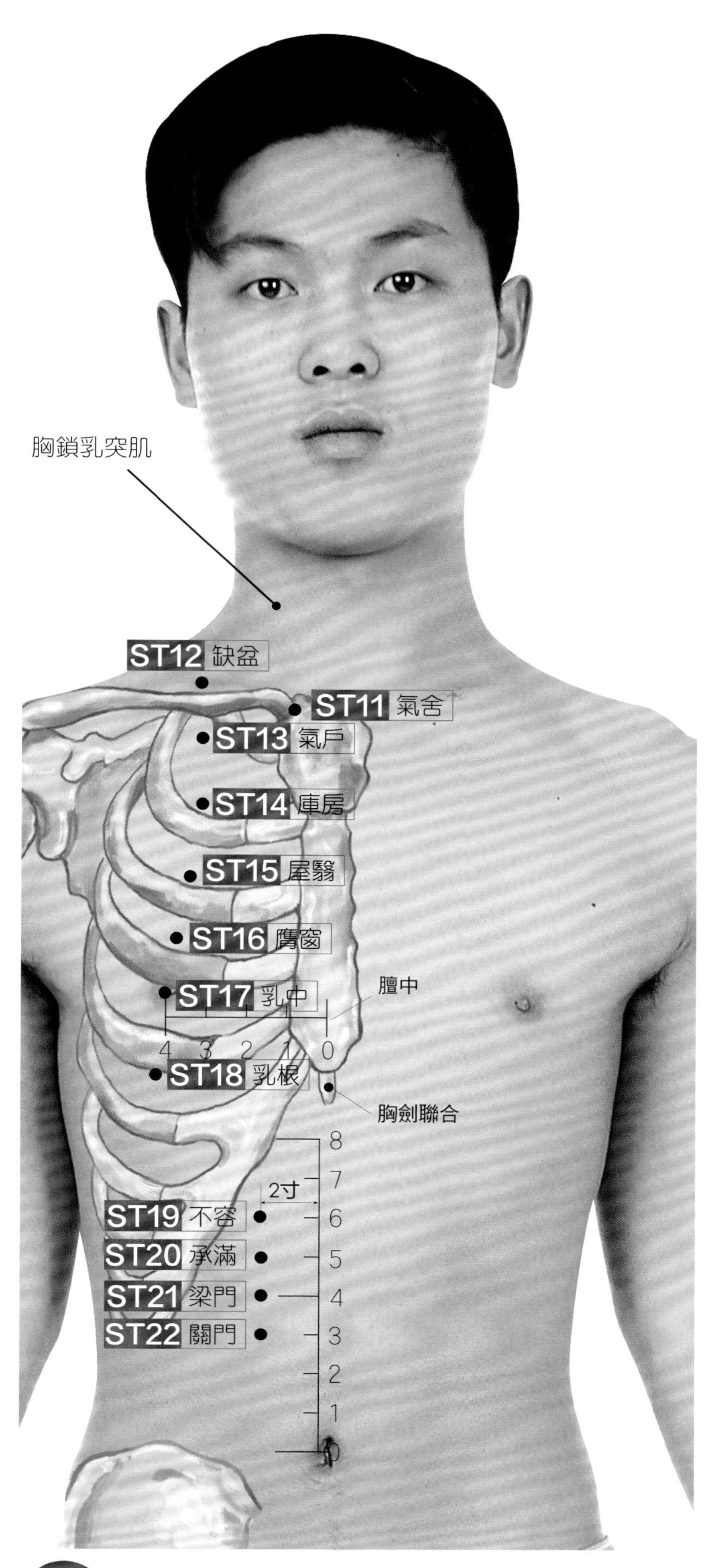

ST11 氣舍

位置：在胸鎖乳突肌區，鎖骨上小窩，鎖骨內側端上緣，胸鎖乳突肌的胸骨頭與鎖骨頭中間的凹陷中。

快速取穴：人迎（見14頁）直下，鎖骨上緣處即是。

ST12 缺盆

位置：頸外側部，前正中線旁開4寸，鎖骨上緣凹陷中。

快速取穴：乳中線直上，鎖骨上方有一凹陷，凹陷中點按有痠脹處即是。

ST13 氣戶

位置：在胸部，鎖骨下緣，前正中線旁開4寸。

快速取穴：乳中線與鎖骨下緣相交的凹陷，按壓有痠脹感處即是。

ST14 庫房

位置：在胸部，第1肋間隙，前正中線旁開4寸。

快速取穴：從乳頭沿垂直線向上推3個肋間隙，按壓有痠脹感處即是。

ST15 屋翳

位置：在胸部，第2肋間隙，前正中線旁開4寸。

快速取穴：從乳頭沿垂直線向上推2個肋間隙，按壓有痠脹感處即是。

ST16 膺窗

位置：在胸部，第3肋間隙，前正中線旁開4寸。

快速取穴：從乳頭沿垂直線向上推1個肋間隙，按壓有痠脹感處即是。

ST17 乳中

位置：在胸部，乳頭中央。

快速取穴：將食指指腹放於胸部乳頭中央，食指指腹處即是。

ST18 乳根

位置：第5肋間隙，前正中線旁開4寸。

快速取穴：拇指在乳房上，其餘四指在乳房下，食指貼於乳房邊緣，食指指腹處。

ST19 不容

位置：在上腹部，臍中上6寸，前正中線旁開2寸。

快速取穴：臍中上8橫指，前正中線旁開3指，按壓有痠脹感處即是。

ST20 承滿

位置：在上腹部，臍中上5寸，前正中線旁開2寸。

快速取穴：不容（見本頁）垂直向下量1橫指，按壓有痠脹感處即是。

ST21 梁門

位置：在上腹部，臍中上4寸，前正中線旁開2寸。

快速取穴：取肚臍與胸劍聯合連線的中點，再水平旁開3橫指處即是。

ST22 關門

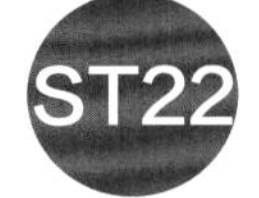

位置：在上腹部，臍中上3寸，前正中線旁開2寸。

快速取穴：從肚臍沿前正中線向上量4橫指，再水平旁開3橫指處即是。

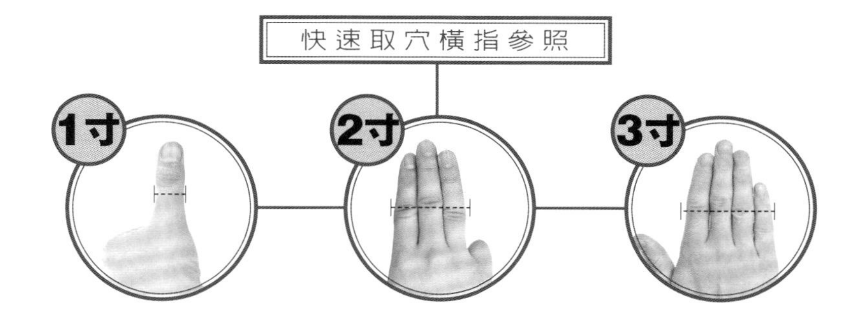

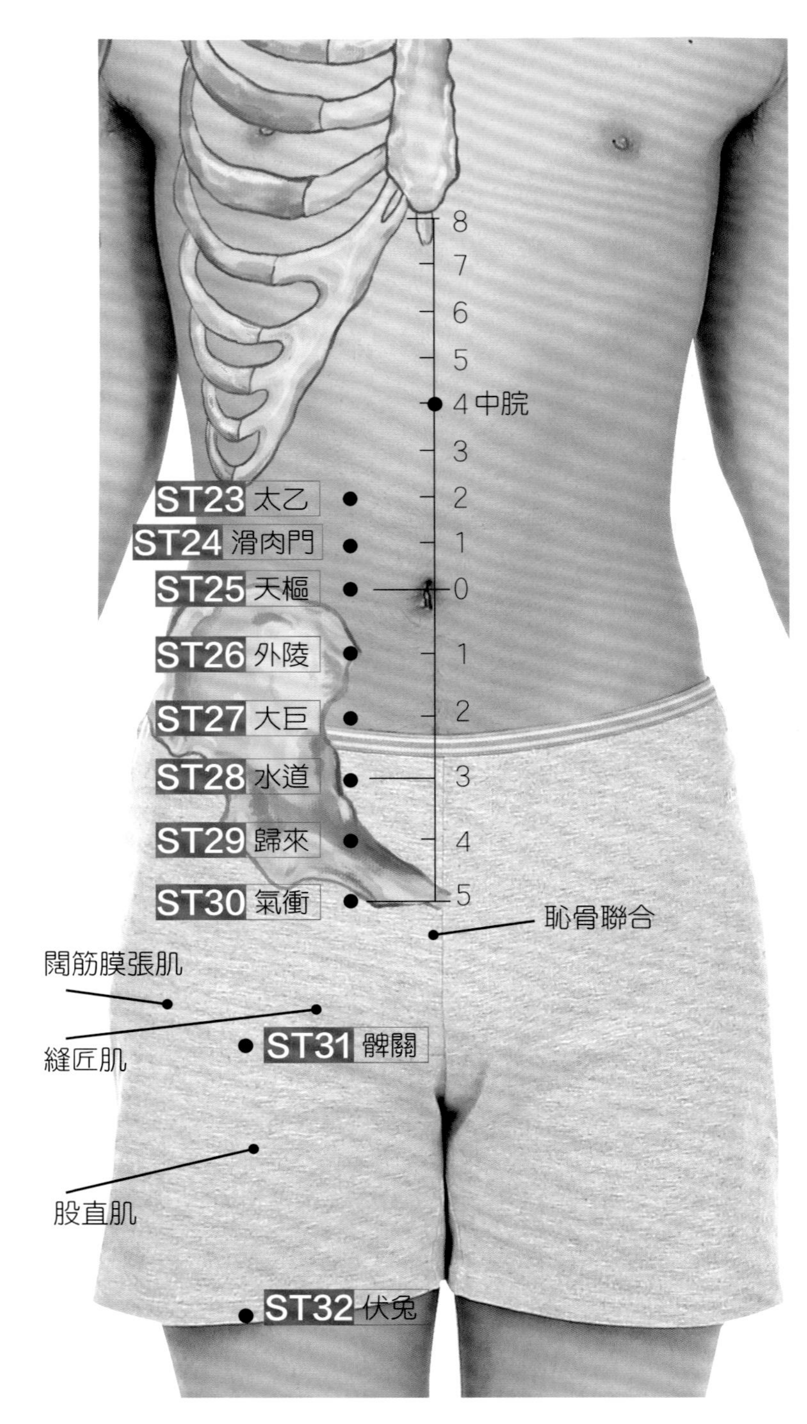

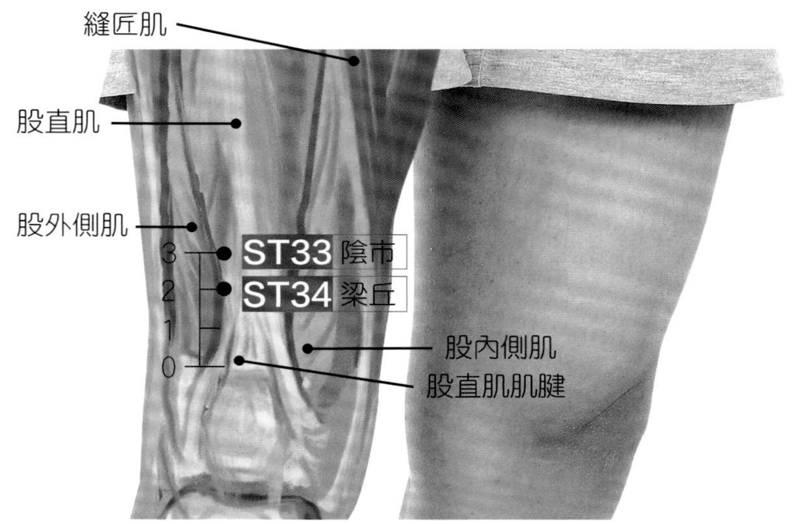

ST23 太乙

位置：在上腹部，臍中上2寸，前正中線旁開2寸。
快速取穴：仰臥，取中脘（見51頁）與臍之中點，再水平旁開3橫指處即是。

ST24 滑肉門

位置：在上腹部，臍中上1寸，前正中線旁開2寸。
快速取穴：從肚臍沿前正中線向上量1橫指，再水平旁開3橫指處即是。

ST25 天樞

位置：在腹部，橫平臍中，前正中線旁開2寸。
快速取穴：仰臥，肚臍旁開3橫指，按壓有痠脹感處即是。

ST26 外陵

位置：在下腹部，臍中下1寸，前正中線旁開2寸。
快速取穴：仰臥，從肚臍沿前正中線向下量1橫指，再水平旁開3橫指處即是。

ST27 大巨

位置：在下腹部，臍中下2寸，前正中線旁開2寸。
快速取穴：仰臥，從肚臍沿前正中線向下量3橫指，再水平旁開3橫指處即是。

ST28 水道

位置：在下腹部，臍中下3寸，前正中線旁開2寸。
快速取穴：仰臥，從肚臍沿前正中線向下量4橫指，再水平旁開3橫指處即是。

ST29 歸來

位置：在下腹部，臍中（見51頁）下4寸，前正中線旁開2寸。
快速取穴：從恥骨聯合上緣向上量1橫指，再水平旁開3橫指處即是。

ST30 氣衝

位置：在腹股溝區，恥骨聯合上緣，前正中線旁開2寸，動脈搏動處。
快速取穴：仰臥，從恥骨聯合上緣中點水平旁開3橫指處即是。

ST31 髀關

位置：股直肌近端、縫匠肌與闊筋膜張肌3條肌肉之間凹陷中。
快速取穴：髂前上棘與髕底外緣連線和會陰相平的連線交點處即是。

ST32 伏兔

位置：在股前部，髕底上6寸，髂前上棘與髕底外側端的連線上。
快速取穴：恥骨聯合上緣與髕骨外緣連線上，髕骨上6寸即是。

ST33 陰市

位置：在股前區，髕底上3寸，股直肌肌腱外側緣。
快速取穴：正坐屈膝，髕底外側直上量4橫指，按壓有痛感處即是。

ST34 梁丘

位置：在股前區，髕骨外緣上2寸，股外側肌與股直肌肌腱之間。
快速取穴：坐位，下肢用力蹬直，髕骨外上緣上方凹陷正中處即是。

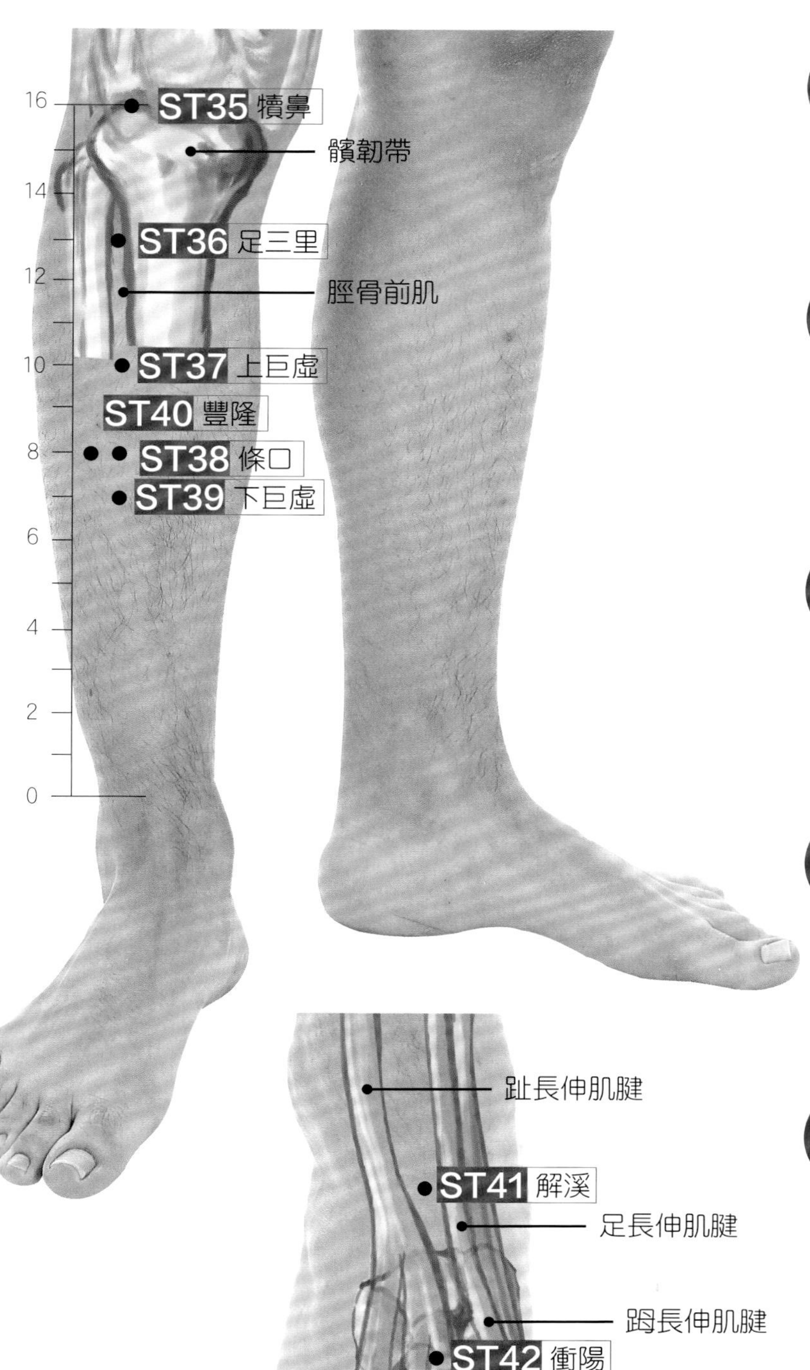

ST35 犢鼻

位置：在膝前區，髕韌帶外側凹陷中。

快速取穴：坐位，下肢用力蹬直，膝蓋下面外側凹陷處即是。

ST36 足三里

位置：在小腿前外側，犢鼻下3寸，犢鼻（見本頁）與解溪（見本頁）連線上。

快速取穴：站位彎腰，同側手虎口圍住髕骨上外緣，餘四指向下，中指指尖處即是。

ST37 上巨虛

位置：在小腿外側，犢鼻（見本頁）下6寸，犢鼻與解溪（見本頁）連線上。

快速取穴：坐位屈膝，先找到足三里，向下量4橫指，凹陷處即是。

ST38 條口

位置：在小腿外側，犢鼻（見本頁）下8寸，脛骨前緣外1寸。

快速取穴：坐位屈膝，犢鼻與外踝尖（見57頁）之間的中點，脛骨外1橫指處。

ST39 下巨虛

位置：在小腿外側，犢鼻（見本頁）下9寸，犢鼻與解溪（見本頁）連線上。

快速取穴：坐位屈膝，先找到條口，向下量1橫指，凹陷處即是。

ST40 豐隆

位置：在小腿外側，外踝尖（見57頁）上8寸，脛骨前肌的外緣。

快速取穴：坐位屈膝，先找到足三里（見本頁），向下量6橫指，凹陷處即是。

ST41 解溪

位置：在踝部，踝關節前面中央凹陷中，䟰長伸肌腱與趾長伸肌腱之間。

快速取穴：足背橫紋中央凹陷處，足背兩條肌腱之間即是。

ST42 衝陽

位置：足背第2跖骨基底部與中間楔狀骨關節處，足背動脈搏動處。

快速取穴：足背最高處，兩條肌腱之間，按之有動脈搏動感處即是。

ST43 陷谷

位置：在足背，第2、3跖骨間，第2跖趾關節近端凹陷中。

快速取穴：第2、3跖骨結合部前方凹陷處，按壓有痠脹感處即是。

ST44 內庭

位置：在足背，第2、3趾間，趾蹼緣後方赤白肉際處。

快速取穴：足背第2、3趾之間，皮膚顏色深淺交界處即是。

ST45 厲兌

位置：在足趾，第2趾末節外側，趾甲根角側後方0.1寸。

快速取穴：足背第2趾趾甲外側緣與趾甲下緣各作一垂線，交點處即是。

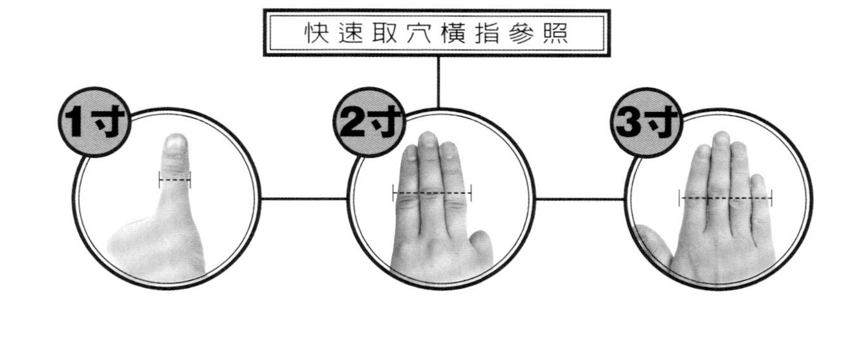

四　足太陰脾經

足太陰脾經在足大趾與足陽明胃經相銜接，聯繫的器官有咽、舌，所屬的臟腑為脾，絡胃，注心中，在胸部與手少陰心經相接。絡脈從本經分出，走向足陽明經，進入腹腔，聯絡腸胃。脾氣旺盛的人，面色紅潤，肌肉豐滿，精力充沛。另外，脾主統血，脾經是值得所有人用一生關注的統血大經，對於女性來說，更是真正的健康守護神。

周榮 SP20
主治：胸脅脹滿、脅肋痛、咳嗽。

胸鄉 SP19
主治：胸部疼痛、咳嗽、胸脅脹痛。

穴位歌訣

足太陰穴脾中州，隱白在足大趾頭；
大都太白公孫盛，商丘三陰交可求；
漏谷地機陰陵泉，血海箕門衝門開；
府舍腹結大橫排，腹哀食竇天溪連；
胸鄉周榮大包盡，二十一穴太陰全。

天溪 SP18
主治：胸部疼痛、咳嗽、胸脅脹痛。

食竇 SP17
主治：胸脅脹痛、胸背痛。

腹哀 SP16
主治：繞臍痛、消化不良、便秘、痢疾。

大橫 SP15
主治：腹脹、腹痛、痢疾、洩瀉、便秘。

腹結 SP14
主治：繞臍腹痛、洩瀉、疝氣。

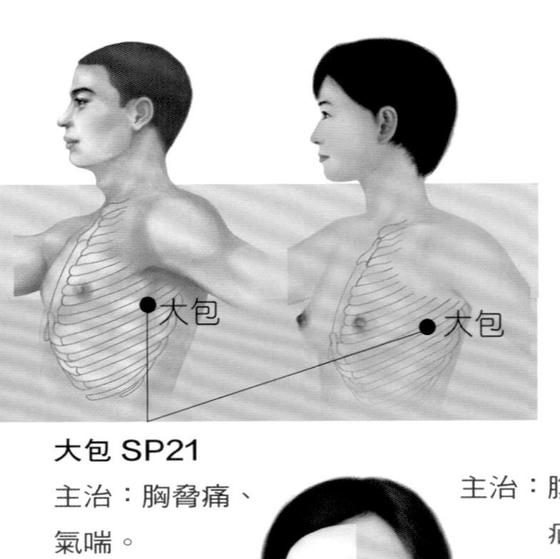

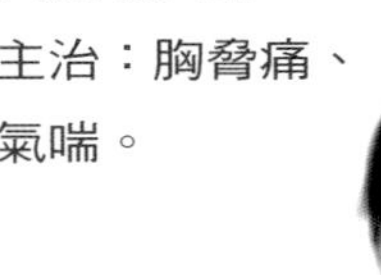

大包 SP21
主治：胸脅痛、氣喘。

府舍 SP13
主治：腹痛、霍亂吐瀉、疝氣、腹滿積聚。

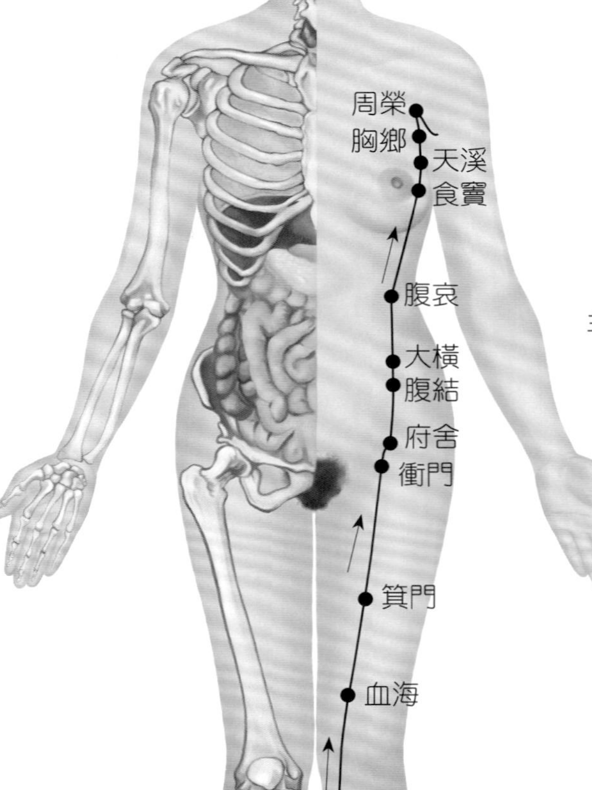

衝門 SP12
主治：腹痛、腹脹、小便不利。

箕門 SP11
主治：小便不通、遺尿。

陰陵泉 SP9
主治：腹痛、腹脹、水腫、小便不利或失禁、遺尿、前列腺增生。

血海 SP10
主治：腹脹、月經不調、蕁麻疹、皮膚瘙癢、高脂血症、貧血、陰道炎。

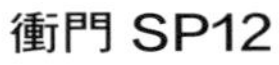

三陰交 SP6
主治：脾胃虛弱、腸鳴腹脹、腹痛、洩瀉、胃痛、嘔吐、呃逆、月經不調、遺尿、遺精、盆腔炎。

地機 SP8
主治：腹脹腹痛、月經不調。

商丘 SP5
主治：兩足無力、足踝痛。

漏谷 SP7
主治：腸鳴腹脹、腹痛、水腫、小便不利。

公孫 SP4
主治：嘔吐、腹痛、胃脘痛、腸鳴、洩瀉、痢疾。

太白 SP3
主治：胃痛、腹脹、腹痛、腸鳴、嘔吐、洩瀉。

大都 SP2
主治：腹脹、腹痛、胃痛。

隱白 SP1
主治：月經過多、崩漏、腹脹、暴瀉、多夢。

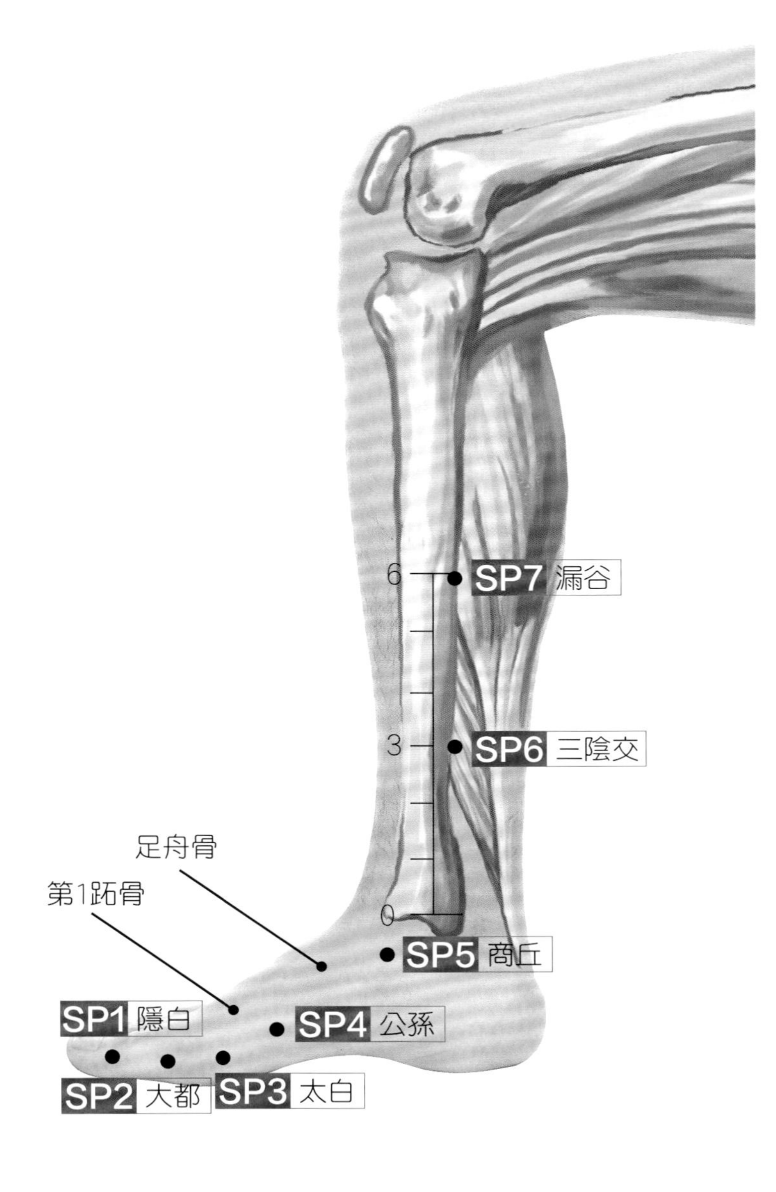

SP1 隱白

位置：在足趾，大趾末節內側，趾甲根角側後方0.1寸（指寸）。

快速取穴：足大趾趾甲內側緣與下緣各做一垂線之交點處。

SP2 大都

位置：在足趾，第1跖趾關節遠端赤白肉際凹陷處。

快速取穴：從隱白（見本頁）往上，大腳趾根部的位置。

SP3 太白

位置：在跖區，第1跖趾關節近端赤白肉際凹陷處。

快速取穴：大腳趾根部往腳背方向下有一塊凸起的骨頭，太白在這塊骨頭的後面。

SP4 公孫

位置：在跖區，第1跖骨底部的前下緣赤白肉際處。

快速取穴：垂足，足大趾內側後方，第1跖骨基底部的前下方。

SP5 商丘

位置：在踝區，內踝前下方，舟骨粗隆與內踝尖（見57頁）連線中點凹陷中。

快速取穴：足內踝前下方凹陷處。

SP6 三陰交

位置：在小腿內側，內踝尖上3寸，脛骨內側緣後際。

快速取穴：正坐或仰臥，脛骨內側面後緣，內踝尖（見57頁）直上4橫指。

SP7 漏谷

位置：在小腿內側，內踝尖上6寸，脛骨內側緣後際。

快速取穴：正坐或仰臥，三陰交直上４橫指，脛骨內側面後緣。

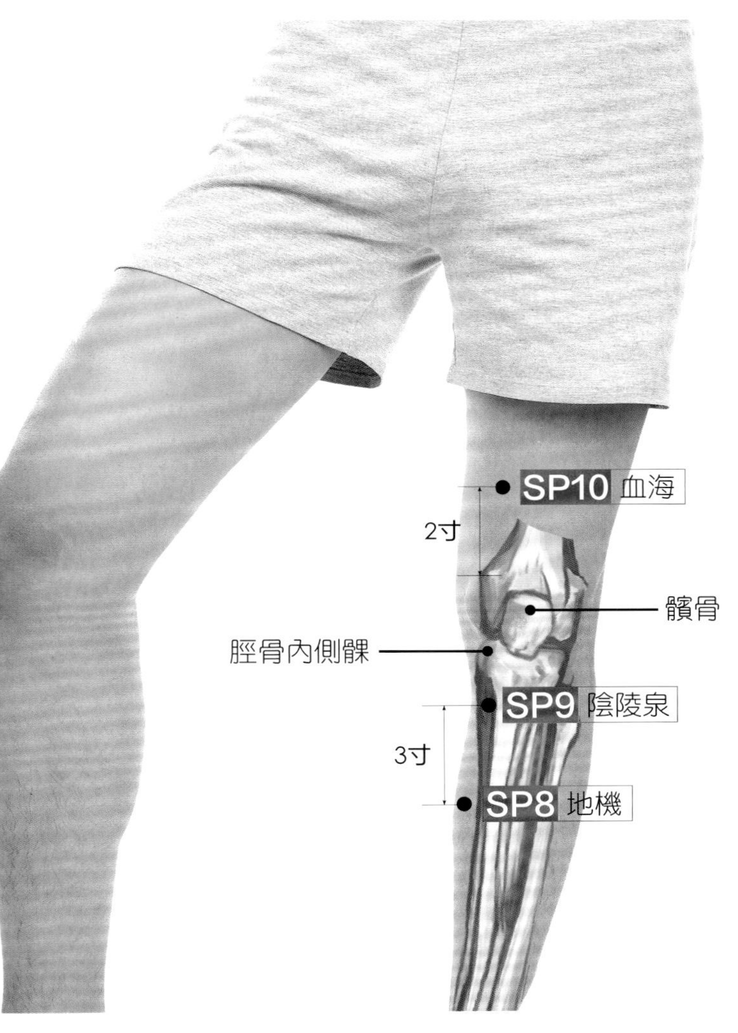

SP8 地機

位置：在小腿內側，陰陵泉（見本頁）下3寸，脛骨內側緣後際。

快速取穴：陰陵泉直下4橫指。

SP9 陰陵泉

位置：在小腿內側，脛骨內側髁下緣與脛骨內側緣之間的凹陷中。

快速取穴：拇指沿小腿內側骨內緣向上推，抵膝關節下，脛骨向內上彎曲凹陷處。

SP10 血海

位置：在股前區，髕底內側端上2寸，股內側肌隆起處。

快速取穴：屈膝90°，手掌伏於膝蓋上，拇指與其他四指成45°，拇指尖處。

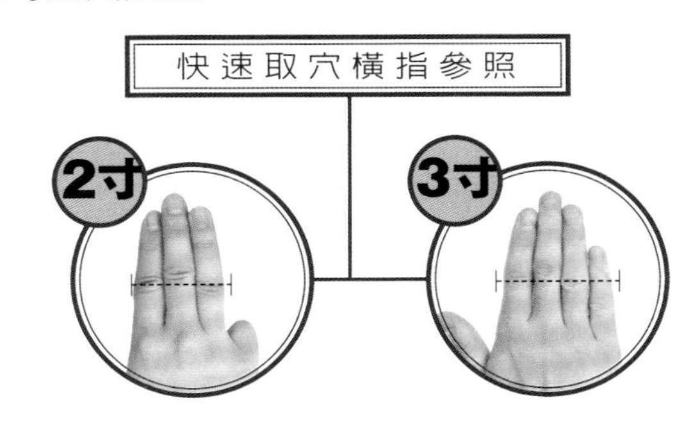

SP11 箕門

位置：在股前區，髕底內側端與衝門（見本頁）的連線上1/3與下2/3交點，長收肌和縫匠肌交角的動脈搏動處。

快速取穴：坐位繃腿，大腿內側有一魚狀肌肉隆起，魚尾凹陷處。

SP12 衝門

位置：在腹股溝區，腹股溝斜紋中，髂外動脈搏動處的外側。

快速取穴：仰臥，腹股溝外側可摸到搏動，搏動外側按壓有痠脹感處。

SP13 府舍

位置：在下腹部，臍中下4.3寸，前正中線旁開4寸。

快速取穴：仰臥，曲骨直上0.7寸處，旁開4寸。

SP14 腹結

位置：在下腹部，臍中下1.3寸，前正中線旁開4寸。

快速取穴：在肚臍中央下1.3寸，乳頭直下處即是。

SP15 大橫

位置：在腹部，臍中旁開4寸。

快速取穴：肚臍水平旁開4寸。

SP16 腹哀

位置：在上腹部，臍中上3寸，前正中線旁開4寸。

快速取穴：仰臥，大橫直上4橫指處。

SP17 食竇

位置：在胸部，第5肋間隙，前正中線旁開6寸。

快速取穴：仰臥，乳頭旁開3橫指，再向下1個肋間隙處。

SP18 天溪

位置：在胸部，第4肋間隙，前正中線旁開6寸。

快速取穴：仰臥，乳頭旁開3橫指處，乳頭所在肋間隙。

SP19 胸鄉

位置：在胸部，第3肋間隙，前正中線旁開6寸。

快速取穴：仰臥，乳頭旁開3橫指，再向上1個肋間隙。

SP20 周榮

位置：在胸部，第2肋間隙，前正中線旁開6寸。

快速取穴：仰臥，乳頭旁開3橫指，再向上2個肋間隙。

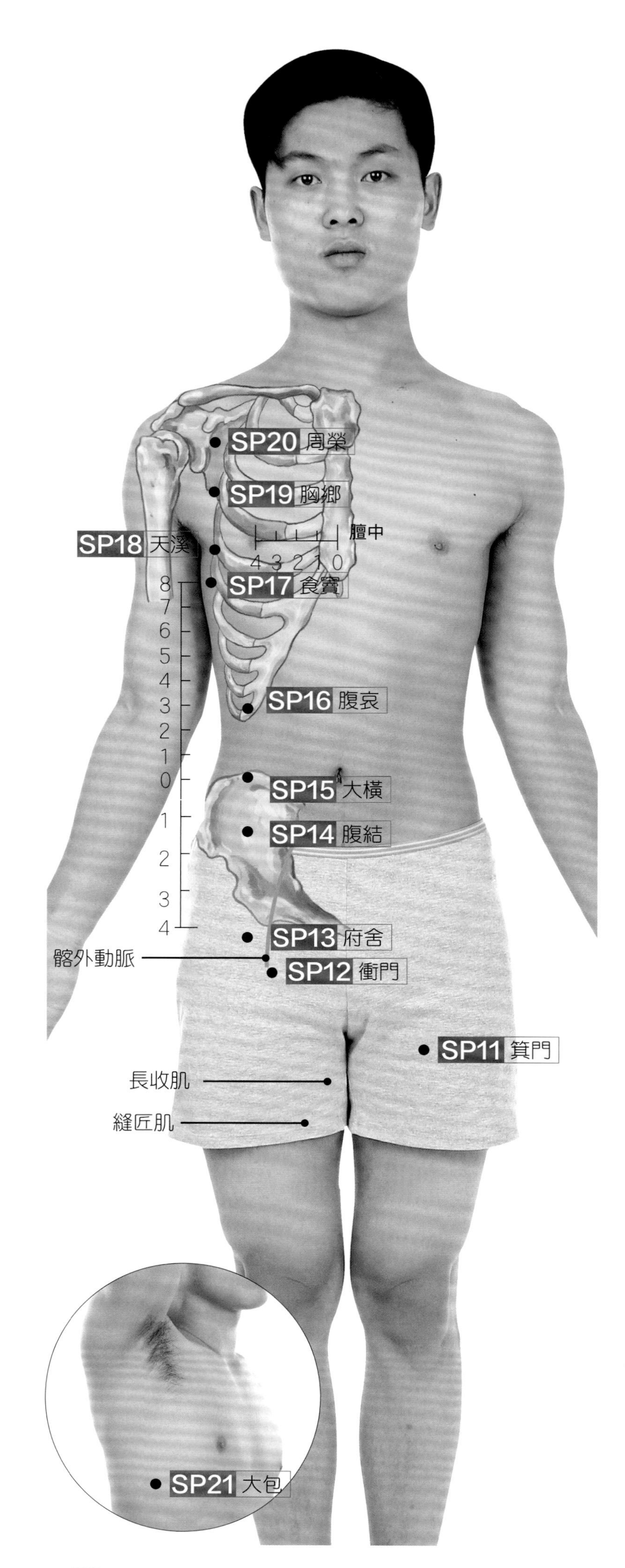

SP21 大包

位置：在胸外側區，第6肋間隙，在腋中線上。

快速取穴：正坐側身或仰臥，沿腋中線自上而下摸到第6肋間隙處。

五 手少陰心經

手少陰心經在心中與足太陰脾經的支脈銜接，聯繫的器官有心系、食管、目系，所屬的臟腑為心，絡小腸，在手小指與手太陽小腸經相接。心經，顧名思義屬於心，它如果出現問題，人就會感到心煩意亂、脅痛等，故稱「心為君主之官」。對於心臟疾病及相關病證，心經有很好的調理作用。

穴位歌訣

九穴心經手少陰，
極泉青靈少海深，
靈道通里陰郄邃，
神門少府少衝尋。

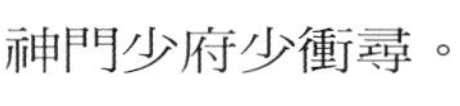

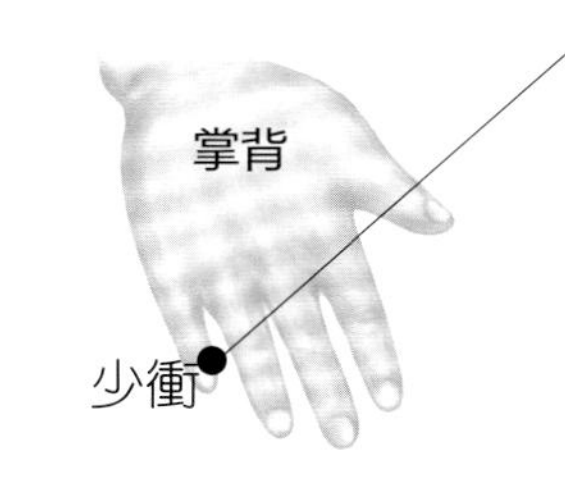

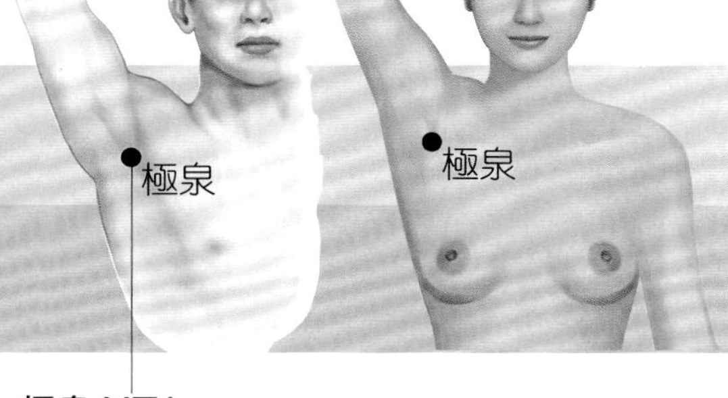

極泉 HT1
主治：冠心病、心痛、四肢不舉、乳汁分泌不足。

青靈 HT2
主治：頭痛、肩臂紅腫、腋下腫痛、全身冷顫。

少海 HT3
主治：心痛、牙痛、肘臂攣痛、眼充血、鼻充血。

靈道 HT4
主治：心臟疾病、胃痛、目赤腫痛、癲癇。

通里 HT5
主治：肘臂腫痛、頭痛、頭昏、心悸、扁桃體炎。

陰郄 HT6
主治：胃痛、吐血、心痛、盜汗、失語。

神門 HT7
主治：心煩、失眠、阿茲海默病、頭痛、心悸、目眩、手臂疼痛、冠心病。

少府 HT8
主治：心悸、胸痛、手小指拘攣、臂神經痛。

少衝 HT9
主治：癲狂、熱病、中風昏迷、目黃、胸痛。

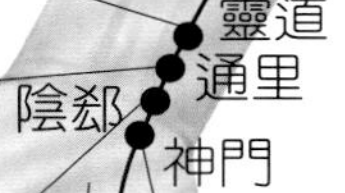

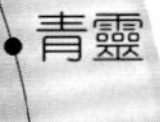
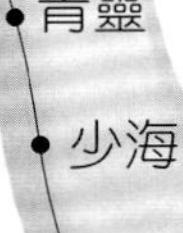

HT1 極泉

位置：在腋窩中央，腋動脈搏動處。

快速取穴：上臂外展，腋窩頂點可觸摸到動脈搏動，按壓有痠脹感處即是。

HT2 青靈

位置：在臂前部，肘橫紋上3寸，肱二頭肌的內側溝中。

快速取穴：伸臂，確定少海（見本頁）與極泉（見本頁）位置，從少海沿兩者連線向上量4橫指處即是。

HT3 少海

位置：在肘前部，橫平肘橫紋，肱骨內上髁前緣。

快速取穴：屈肘90°，肘橫紋內側端凹陷處。

HT4 靈道

位置：在前臂內側，腕掌側遠端橫紋上1.5寸，尺側腕屈肌腱的橈側緣。

快速取穴：仰掌用力握拳，沿尺側肌腱內側的凹陷，從腕橫紋向上量2橫指處即是。

HT5 通里

位置：在前臂前區，腕掌側遠端橫紋上1寸，尺側腕屈肌腱的橈側緣。

快速取穴：仰掌用力握拳，沿尺側肌腱內側的凹陷，從腕橫紋向上量1橫指處即是。

HT6 陰郄

位置：在前臂前區，腕掌側遠端橫紋上0.5寸，尺側腕屈肌腱的橈側緣。

快速取穴：仰掌用力握拳，沿尺側肌腱內側的凹陷，從腕橫紋向上量半橫指處。

HT7 神門

位置：在腕前區，腕掌側遠端橫紋尺側端，尺側腕屈肌腱的橈側緣。

快速取穴：微握掌，另一手四指握住手腕，屈拇指，指甲尖所到凹陷處即是。

HT8 少府

位置：在手掌，橫平第5掌指關節近端，第4、5掌骨之間。

快速取穴：半握拳，小指指尖所指處即是。

HT9 少衝

位置：在手指，小指末節橈側，指甲根角側上方0.1寸（指寸）。

快速取穴：伸小指，沿指甲底部與指橈側引線交點處即是。

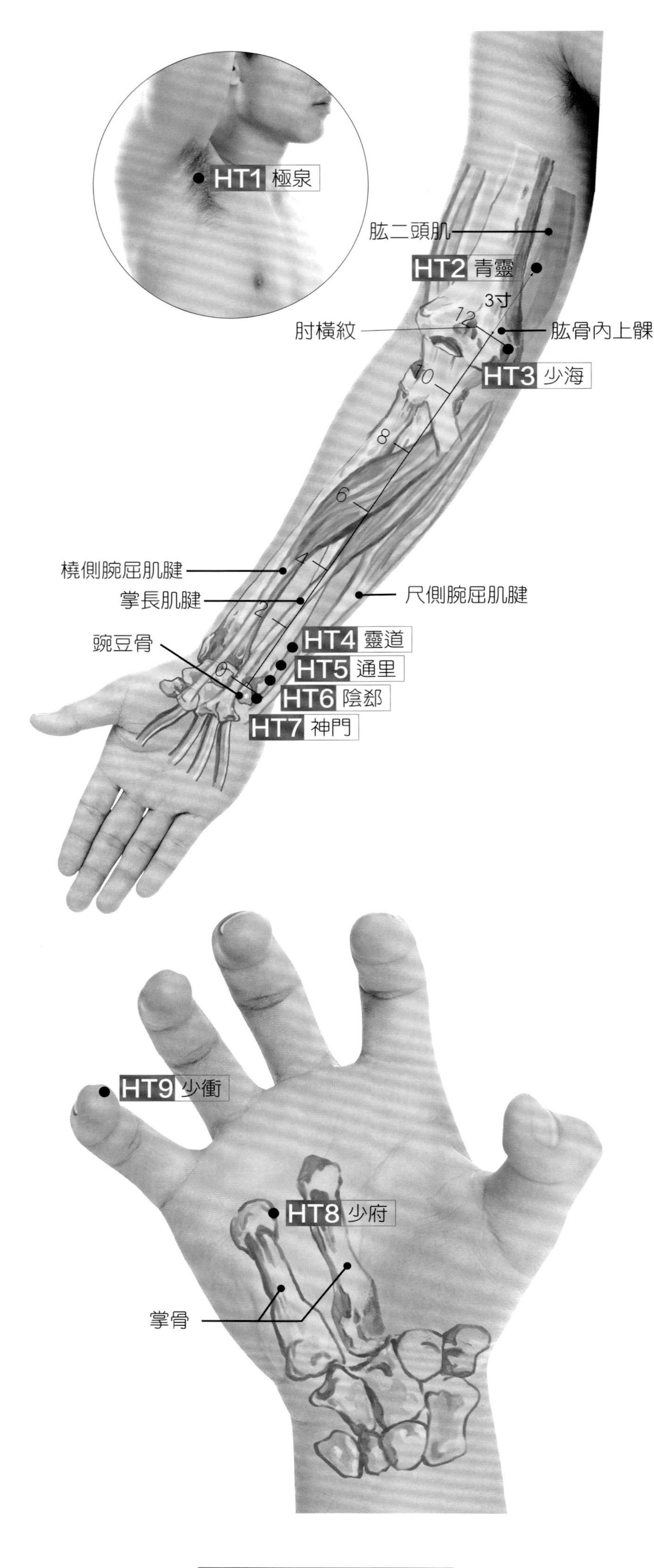

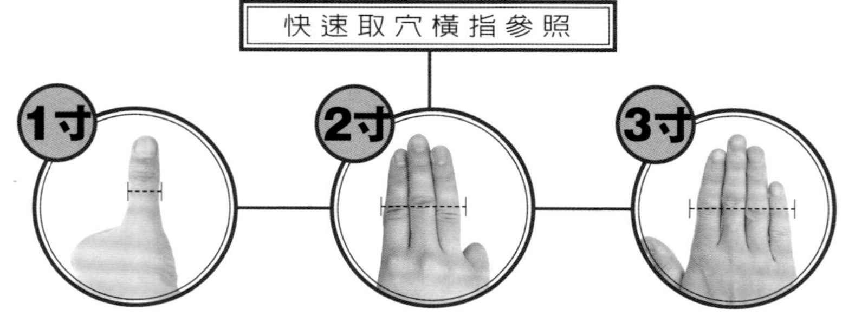

六 手太陽小腸經

手太陽小腸經在手小指與手少陰心經相銜接，聯繫的器官有食管、橫膈、胃、心、小腸、耳、目內外眥，在目內眥與足太陽膀胱經相接。心與小腸相表裡，小腸經是靠心經供應氣血的，如果心臟有問題，小腸經就可有徵兆，所以，手太陽小腸經是反映心臟功能強弱的鏡子。

穴位歌訣

手太陽經小腸穴，少澤先行小指末，
前谷後溪腕骨間，陽谷須同養老列，
支正小海上肩貞，臑俞天宗秉風合，
曲垣肩外復肩中，天窗循次上天容，
此經穴數一十九，還有顴髎入聽宮。

顴髎 SI18
主治：面痛、三叉神經痛、牙齦腫痛。

聽宮 SI19
主治：耳鳴、耳聾、中耳炎、耳部疼痛、聾啞、牙痛。

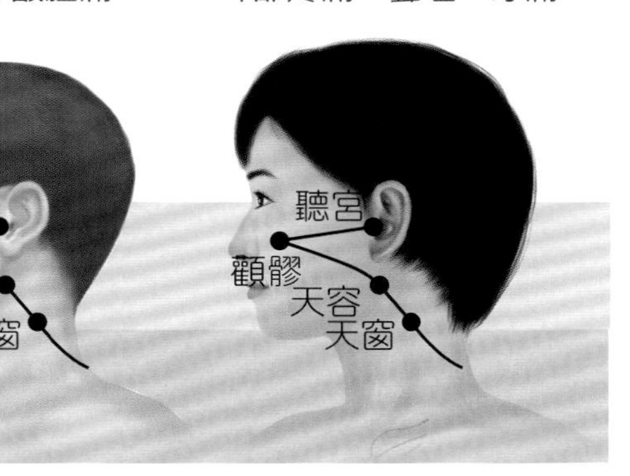

天容 SI17
主治：頭痛、耳鳴、耳聾、咽喉腫痛、哮喘。

天窗 SI16
主治：頭痛、耳鳴、咽喉腫痛、痔瘡。

肩中俞 SI15
主治：咳嗽、肩背痠痛、頸項僵硬、發熱惡寒。

肩外俞 SI14
主治：肩背痠痛、頸項僵硬、上肢冷痛。

曲垣 SI13
主治：肩胛拘攣疼痛、上肢痠麻、咳嗽。

秉風 SI12
主治：肩胛疼痛不舉、頸項不得回顧、咳嗽。

臑俞 SI10
主治：肩臂痠痛無力、肩腫、頸淋巴結核。

天宗 SI11
主治：頸椎病、肩胛疼痛、肩周炎、頰頷腫、肘痠痛、乳房脹痛、氣喘、小兒脊柱側彎。

肩貞 SI9
主治：肩周炎、肩胛痛、手臂麻痛、耳鳴。

小海 SI8
主治：目眩、耳聾、頰腫、貧血眩暈。

支正 SI7
主治：頭痛、目眩、腰背痠痛、糖尿病。

養老 SI6
主治：阿茲海默病、目視不明、耳聾、腰痛。

陽谷 SI5
主治：頭痛、臂、腕外側痛、耳鳴、耳聾。

腕骨 SI4
主治：黃疸、瘧疾、落枕、前臂痛、頭痛、耳鳴。

後溪 SI3
主治：頸肩痛、肘臂痛、落枕、急性腰扭傷。

少澤 SI1
主治：頭痛、頸項痛、中風昏迷、乳汁不足。

前谷 SI2
主治：頭項急痛、口瘡、手指癢麻、臂痛不得舉。

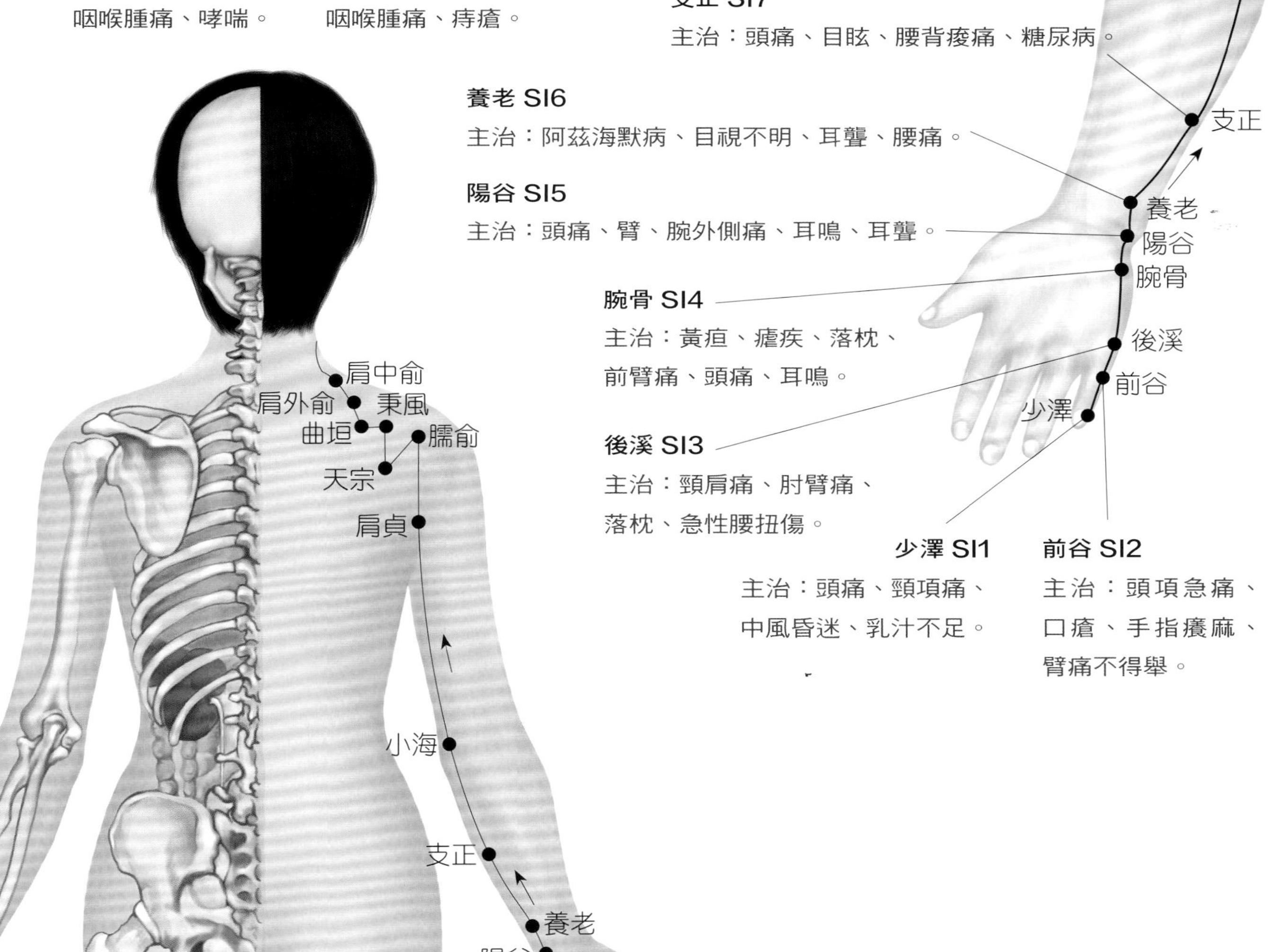

SI1 少澤

位置：在手指，小指末節尺側，距指甲根角側上方0.1寸（指寸）。

快速取穴：伸小指，沿指甲底部與指尺側引線交點處即是。

SI2 前谷

位置：在手指，第5掌指關節尺側遠端赤白肉際凹陷中。

快速取穴：握拳，小指掌指關節前有一皮膚皺襞突起，其尖端處即是。

SI3 後溪

位置：在手內側，第5掌指關節尺側近端赤白肉際凹陷中。

快速取穴：握拳，第5掌指關節後緣，掌指橫紋尺側端赤白肉際處。

SI4 腕骨

位置：在手內側，第5掌骨基底與三角骨之間的赤白肉際凹陷中。

快速取穴：微握拳，掌心向胸，由後溪向腕部推，摸到兩骨結合凹陷處。

SI5 陽谷

位置：在腕部，尺骨莖突與三角骨之間的凹陷中。

快速取穴：屈腕，在手背腕外側摸到兩骨結合凹陷處即是。

SI6 養老

位置：在前臂外側，腕背橫紋上1寸，尺骨頭橈側凹陷中。

快速取穴：掌心向胸，沿小指側隆起高骨往橈側推，觸及一骨縫處即是。

SI7 支正

位置：前臂外側，腕背側遠端橫紋上5寸，尺骨尺側與尺側腕屈肌之間。

快速取穴：屈肘俯掌，確定陽谷（見本頁）與小海（見本頁）位置，二者連線中點向下1橫指處即是。

SI8 小海

位置：在肘外側，尺骨鷹嘴與肱骨內上髁之間凹陷中。

快速取穴：屈肘，肘尖最高點與肘部內側高骨最高點間凹陷處即是。

SI9 肩貞

位置：在肩關節後下方，腋後紋頭直上1寸。

快速取穴：正坐垂臂，從腋後紋頭向上量1橫指處即是。

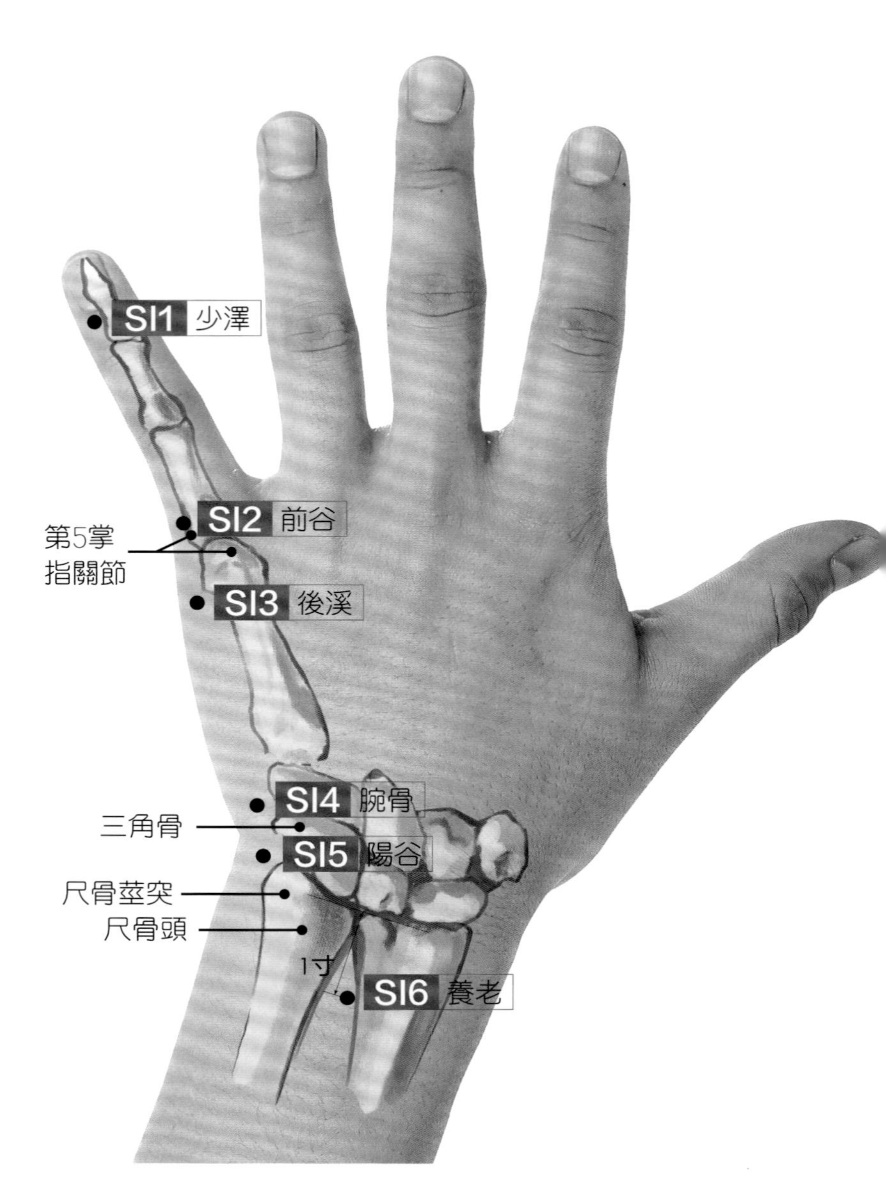

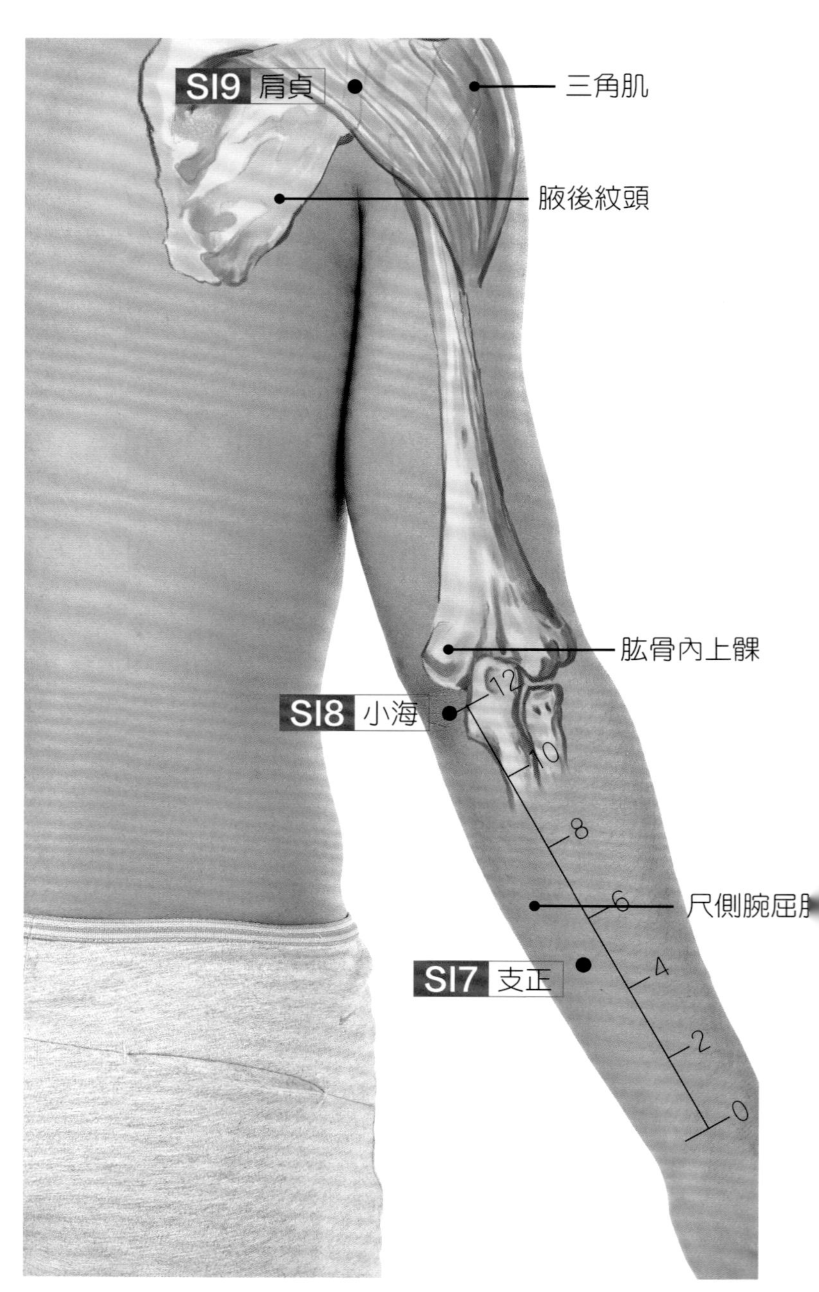

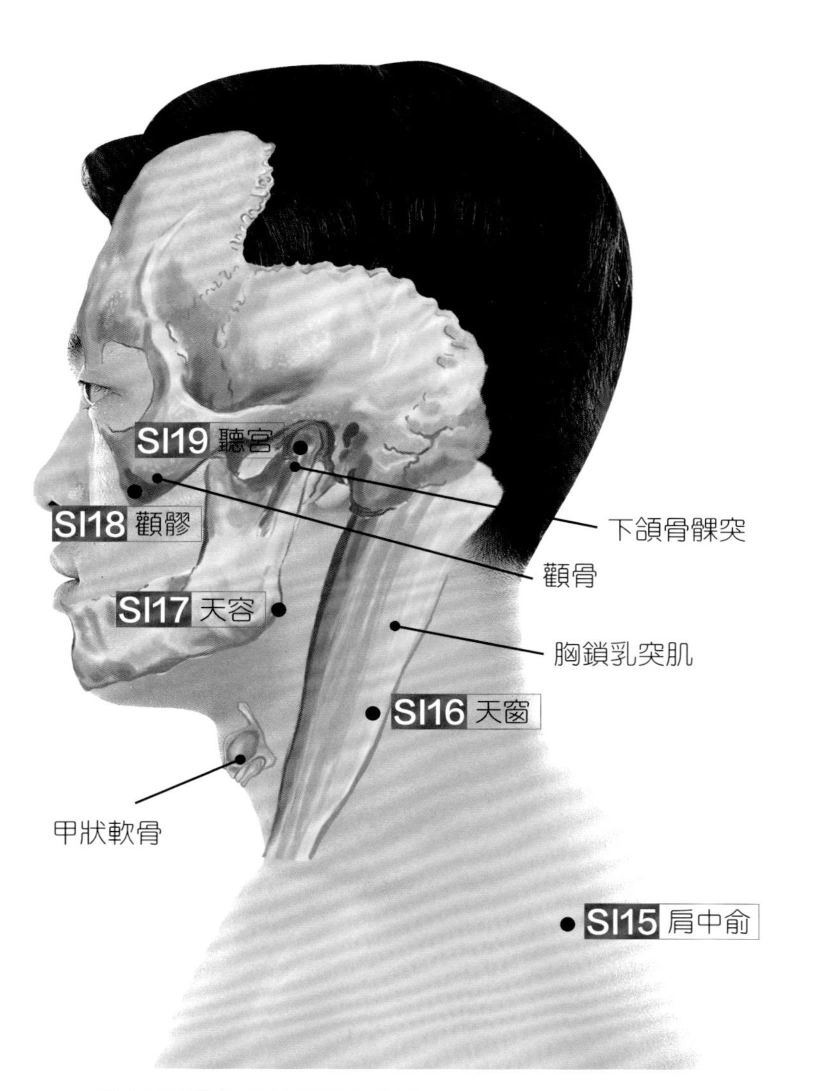

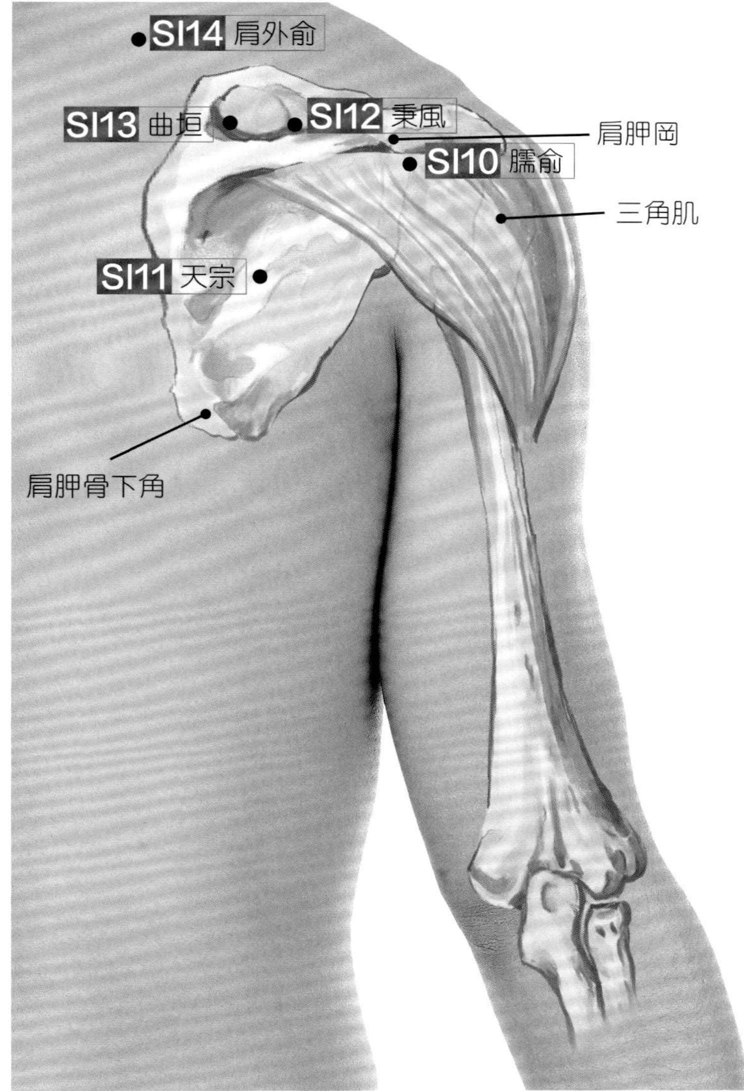

SI10 臑俞

位置：在肩後部，腋後紋頭直上，肩胛岡下緣凹陷中。

快速取穴：手臂內收，腋後紋末端直上與肩胛岡下緣交點即是。

SI11 天宗

位置：在肩胛區，肩胛岡下緣與肩胛骨下角連線上1/3與下2/3交點凹陷中。

快速取穴：以對側手，由頸下過肩，手伸向肩胛骨處，中指指腹所在處即是。

SI12 秉風

位置：在肩胛區，肩胛岡中點上方岡上窩中。

快速取穴：舉臂，天宗（見本頁）直上，肩胛部凹陷處即是。

SI13 曲垣

位置：在肩胛區，肩胛岡內側端上緣凹陷中。

快速取穴：低頭，後頸部最突起椎體往下數2個椎體，即第2胸椎棘突，與臑俞（見本頁）連線中點處即是。

SI14 肩外俞

位置：在脊柱區，第1胸椎棘突下，後正中線旁開3寸。

快速取穴：在背部，先找到第1胸椎棘突，在其下方旁開4橫指處。

SI15 肩中俞

位置：在脊柱區，第7頸椎棘突下，後正中線旁開2寸。

快速取穴：低頭，後頸部最突起椎體旁開3橫指處即是。

SI16 天窗

位置：在頸部，橫平喉結，胸鎖乳突肌的後緣。

快速取穴：轉頭，從耳下向喉嚨中央走行的繃緊的肌肉後緣與喉結相平處即是。

SI17 天容

位置：在頸部，下頜角後方，胸鎖乳突肌前緣凹陷中。

快速取穴：耳垂下方的下頜角後方凹陷處即是。

SI18 顴髎

位置：在面部，顴骨下緣，目外眥直下凹陷中。

快速取穴：在面部，顴骨最高點下緣凹陷處即是。

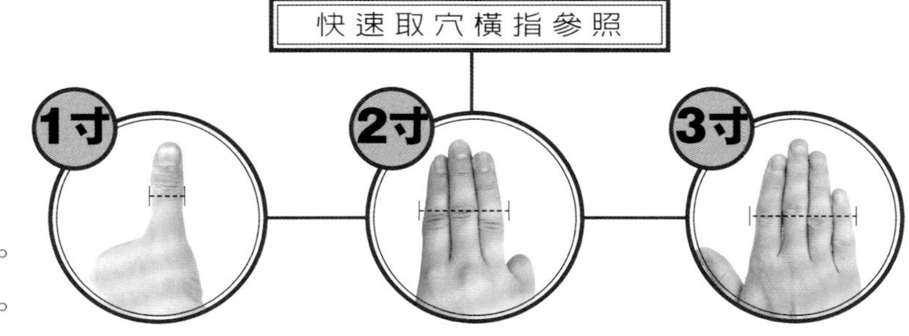

SI19 聽宮

位置：在面部，耳屏正中與下頜骨髁突之間的凹陷中。

快速取穴：微張口，耳屏與下頜關節之間凹陷處即是。

七　足太陽膀胱經

足太陽膀胱經在內眼角與手太陽小腸經銜接，聯繫的器官有目、鼻、腦，所屬的臟腑為膀胱，絡腎，在足小趾與足少陰腎經相接。不論是眼部疾病，還是腿部疾病，抑或是後背脊椎問題，都可以找膀胱經上的穴位來解決。

穴位歌訣

六十七穴足太陽，睛明目內紅肉藏，
攢竹眉衝與曲差，五處一五上承光，
通天絡卻下玉枕，天柱髮際大筋上，
大杼風門肺厥陰，心俞督俞膈俞當，
肝膽脾胃具挨次，三焦腎俞海大腸，
關元小腸到膀胱，中膂白環寸半量，
上次中下四髎穴，一空一空骶孔藏，
會陽尾骨外邊取，附分脊背第二行，
魄戶膏肓神堂寓，譩譆膈關魂門詳，
陽綱意舍胃倉隨，肓門志室至胞肓，
二十一椎秩邊是，承扶臀股紋中央，
殷門浮郄委陽至，委中合陽承筋量，
承山飛揚跗陽繼，昆崙僕參申脈堂，
金門京骨束骨跟，通谷至陰小趾旁。

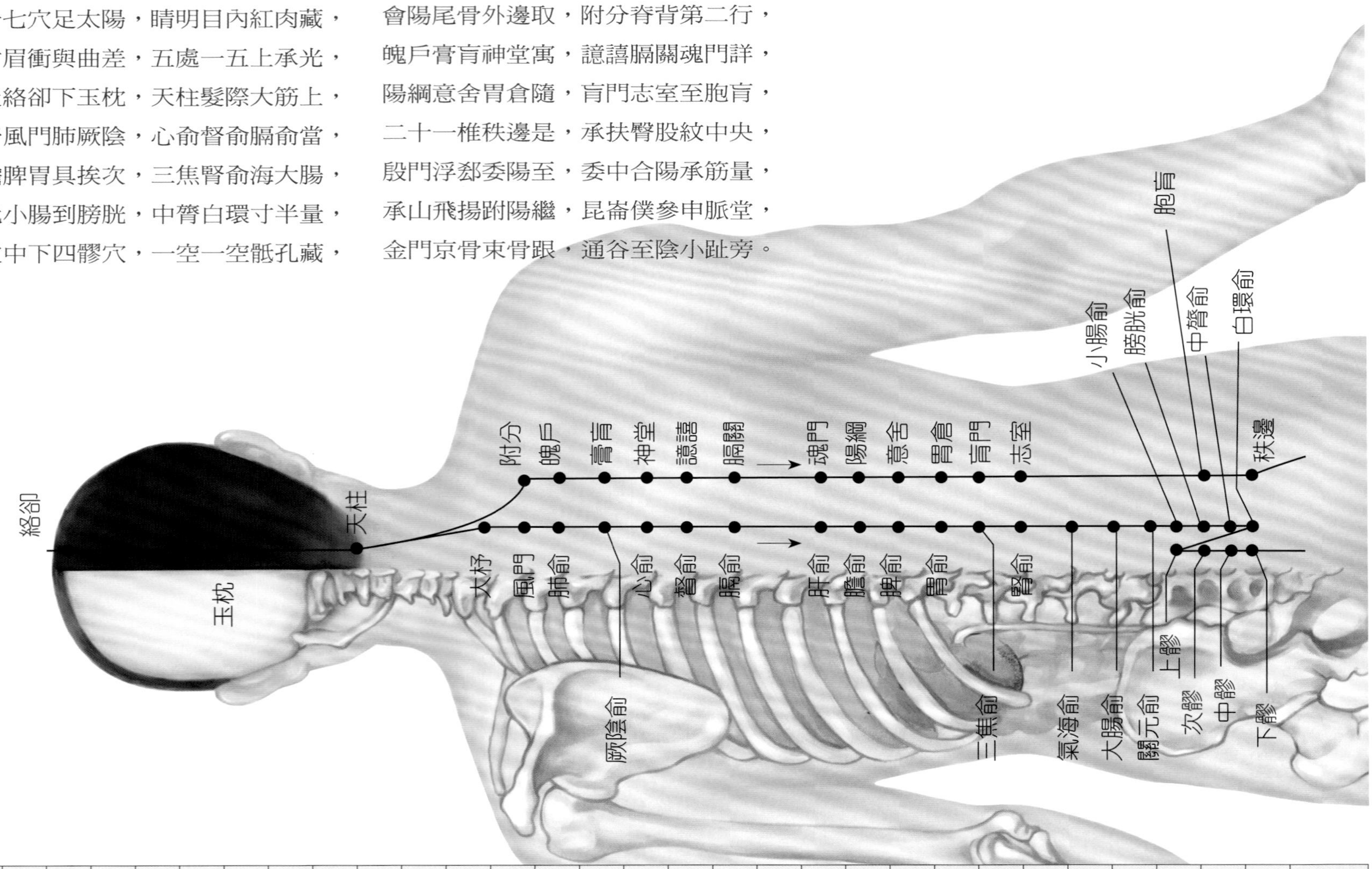

睛明 BL1	主治：目視不明、近視、夜盲、急性腰扭傷。
攢竹 BL2	主治：頭痛、目赤腫痛、近視、夜盲症。
眉衝 BL3	主治：眩暈、頭痛、目視不明、目赤腫痛。
曲差 BL4	主治：頭痛、鼻塞、鼻出血、眼疾。
五處 BL5	主治：小兒驚風、頭痛、目眩、目視不明。
承光 BL6	主治：頭痛、鼻塞、目眩、目視不明。
通天 BL7	主治：頸項強硬、頭痛、頭重、鼻塞。
絡卻 BL8	主治：眩暈、鼻塞、目視不明、抑鬱症。
玉枕 BL9	主治：頭痛、眩暈、目痛不能遠視、鼻塞。
天柱 BL10	主治：頭痛、頸項僵硬、肩背疼痛、落枕。
大杼 BL11	主治：咳嗽、肩背疼痛、喘息、胸脅支滿。
風門 BL12	主治：發熱、頭痛、哮喘、嘔吐、感冒。
肺俞 BL13	主治：咳嗽、哮喘、胸滿喘逆、耳聾、小兒感冒。
厥陰俞 BL14	主治：胃痛、嘔吐、心痛、心悸、胸悶。
心俞 BL15	主治：胸背痛、心悸。
督俞 BL16	主治：發熱、心痛、腹痛、腹脹、心絞痛。
膈俞 BL17	主治：咳血、便血、嘔吐、打嗝、蕁麻疹。
肝俞 BL18	主治：黃疸、肝炎、目視不明、痛經、眩暈。
膽俞 BL19	主治：胃脘脹滿。
脾俞 BL20	主治：腹脹、嘔吐。
胃俞 BL21	主治：胃痛、嘔吐。
三焦俞 BL22	主治：水腫、遺尿、腹水、腸鳴腹瀉。
腎俞 BL23	主治：遺精、月經不調。
氣海俞 BL24	主治：痛經、痔瘡、腰痛、腿膝不利。
大腸俞 BL25	主治：腹痛、腹脹。
關元俞 BL26	主治：腹瀉、前列腺炎、夜尿症。
小腸俞 BL27	主治：腰痛、痢疾。
膀胱俞 BL28	主治：小便赤澀、癃閉、夜尿症、遺精。
中膂俞 BL29	主治：腰脊強痛、痢疾、腎虛、坐骨神經痛。
白環俞 BL30	主治：月經不調、遺精、腰腿痛、下肢癱瘓。
八髎BL31、BL32、BL33、BL34	主治：月經不調、帶下、遺精、陽痿。

會陽 BL35	主治：腹瀉、痔瘡、便血、陰部汗濕瘙癢。
承扶 BL36	主治：下肢癱瘓、坐骨神經痛、痔瘡。
殷門 BL37	主治：腰、骶、臀、股部疼痛，下肢癱瘓。
浮郄 BL38	主治：腰、骶、臀、股部疼痛，坐骨神經痛，下肢癱瘓。
委陽 BL39	主治：小便淋瀝、便秘、腰背部疼痛。
委中 BL40	主治：腰脊痛、坐骨神經痛、膝關節炎。
附分 BL41	主治：肩背拘急疼痛、頸項強痛。
魄戶 BL42	主治：咳嗽、氣喘、支氣管炎、肺結核。
膏肓 BL43	主治：肺癆、咳嗽、氣喘、盜汗、健忘。
神堂 BL44	主治：心悸、失眠、肩背痛、哮喘、心臟病。
譩譆 BL45	主治：咳嗽、氣喘、目眩、肩背痛、季脅痛。
膈關 BL46	主治：飲食不下、嘔吐、胸中噎悶。
魂門 BL47	主治：胸脅脹痛、嘔吐、腸鳴腹瀉、背痛。
陽綱 BL48	主治：腹瀉、黃疸、腹痛、大便瀉利。
意舍 BL49	主治：腹脹、背痛、腹瀉、嘔吐、納呆。
胃倉 BL50	主治：胃痛、小兒食積、腹脹、便秘、水腫。
肓門 BL51	主治：痞塊、婦人乳疾、上腹痛、便秘。
志室 BL52	主治：遺精、陰痛水腫。
胞肓 BL53	主治：小便不利、腰脊痛、腹脹。
秩邊 BL54	主治：腰骶痛、下肢痿痺。
合陽 BL55	主治：腰脊痛、下肢痠痛、崩漏、帶下。
承筋 BL56	主治：腰痛、小腿痛、急性腰扭傷、腿抽筋。
承山 BL57	主治：痔瘡、便秘、腰背疼、腿抽筋。
飛揚 BL58	主治：腰腿痛、小腿痠痛、頭痛、腳氣。
跗陽 BL59	主治：腰、骶、髖、股後外側疼痛。
昆崙 BL60	主治：頭痛、腰骶疼痛、外踝部紅腫。
僕參 BL61	主治：牙槽膿腫、下肢痿弱、足跟痛。
申脈 BL62	主治：失眠、癲狂、癇證、偏頭痛、頭痛。
金門 BL63	主治：腰痛、足部扭傷、暈厥、牙痛、偏頭痛。
京骨 BL64	主治：頭痛、眩暈、膝痛、鼻塞、小兒驚風。
束骨 BL65	主治：頭痛、目赤、耳聾、痔瘡。
足通谷 BL66	主治：頭痛、頭重、目眩、鼻塞、頸項痛。
至陰 BL67	主治：頭痛、鼻塞、遺精、胎位不正、難產。

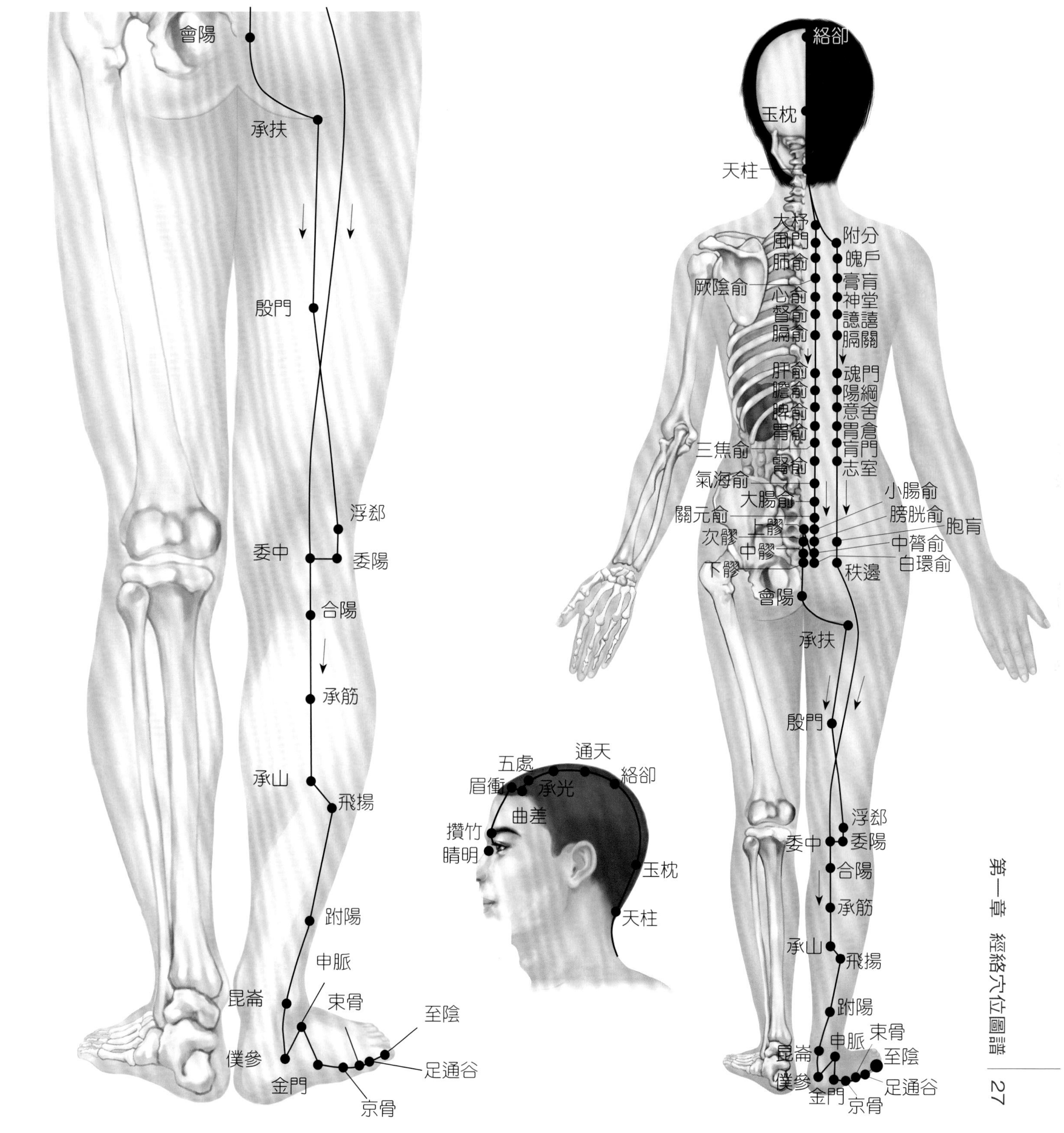

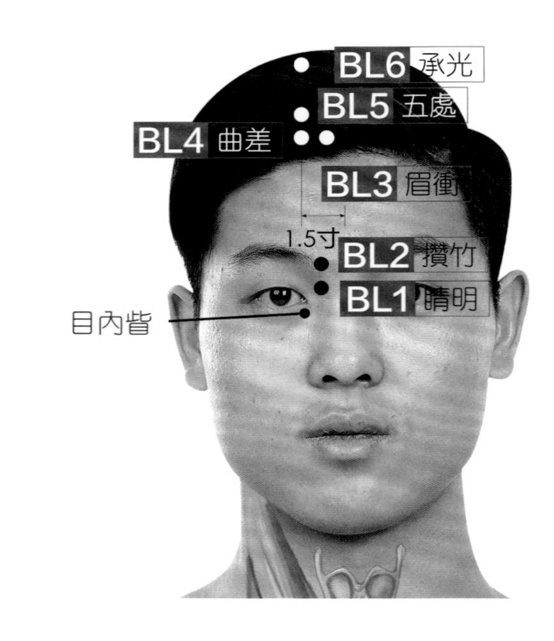

BL1 睛明

位置：在面部，目內眥內上方眶內側壁凹陷中。

快速取穴：正坐合眼，手指置於內側眼角稍上方，按壓有一凹陷處即是。

BL2 攢竹

位置：面部，眉頭凹陷中，眶上切跡處。

快速取穴：皺眉，眉毛內側端有一隆起處即是。

BL3 眉衝

位置：頭部，額切際直上入髮際0.5寸。

快速取穴：手指自眉頭向上推，入髮際0.5寸處按壓有痛感處即是。

BL4 曲差

位置：在頭部，前髮際正中直上0.5寸，旁開1.5寸。

快速取穴：前髮際正中直上0.5寸，再旁開2橫指，取前髮際中點至額角髮跡連線的內1/3與外2/3交界處即是。

BL5 五處

位置：在頭部，前髮際正中直上1寸，旁開1.5寸。

快速取穴：前髮際正中直上1橫指，再旁開2橫指處即是。

BL6 承光

位置：在頭部，前髮際正中直上2.5寸，旁開1.5寸。

快速取穴：先取百會（見55頁），再取百會至前髮際的中點，再旁開量2橫指處即是。

BL7 通天 （見上頁）

位置：在頭部，前髮際正中直上4寸，旁開1.5寸處。

快速取穴：先取承光，其直上2橫指處即是。

BL8 絡卻

位置：在頭部，前髮際正中直上5.5寸，旁開1.5寸。

快速取穴：先取承光（見本頁），其直上4橫指處即是。

BL9 玉枕

位置：在頭部，後髮際正中直上2.5寸，旁開1.3寸。

快速取穴：沿後髮際正中向上輕推，觸及枕骨，由此旁開2橫指，在骨性隆起的外上緣有一凹陷處即是。

BL10 天柱

位置：在頸後部，橫平第2頸椎棘突上際，斜方肌外緣凹陷中。

快速取穴：後髮際正中旁開2橫指處即是。

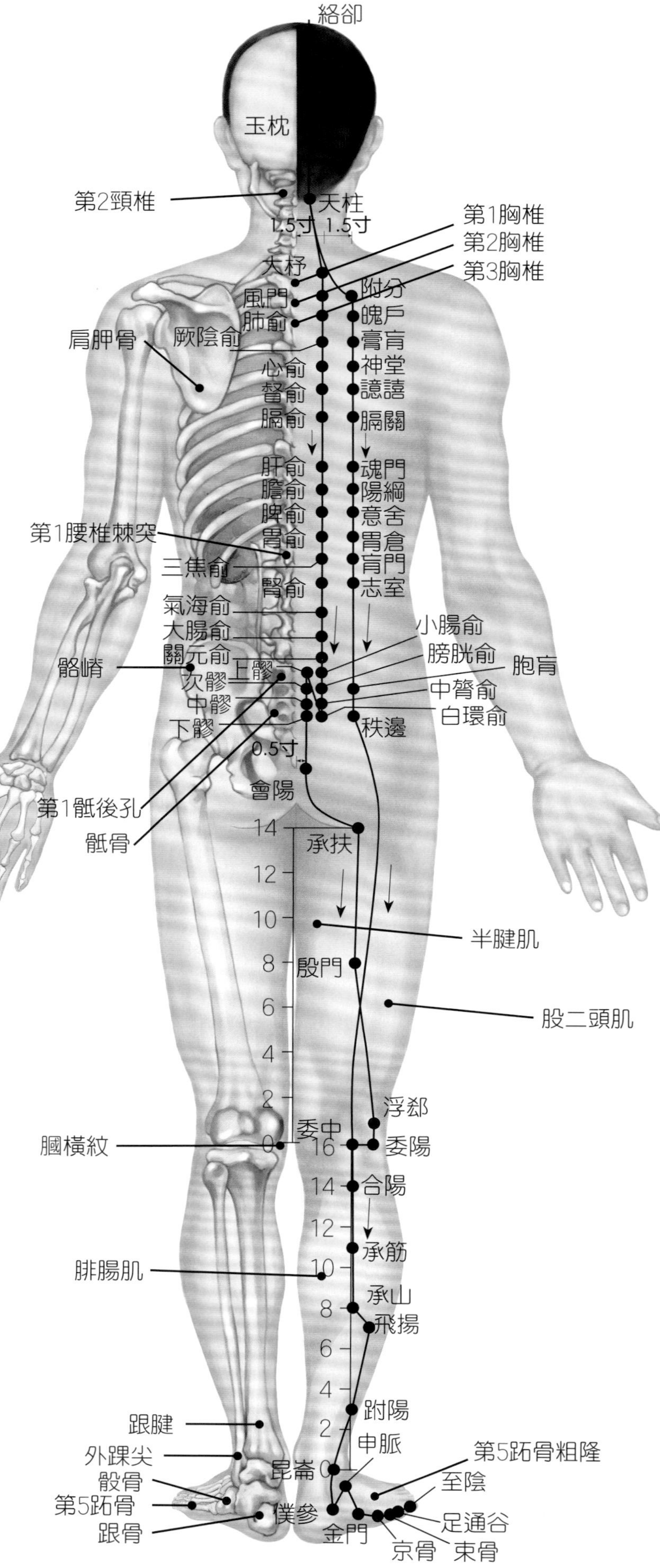

BL11 大杼

位置：在上背部，當第1胸椎棘突下，後正中線旁開1.5寸。

快速取穴：頸背交界處椎骨高突向下推1個椎體，下緣旁開2橫指處。

BL12 風門

位置：在上背部，第2胸椎棘突下，後正中線旁開1.5寸。

快速取穴：頸背交界處椎骨高突向下推2個椎體，其下緣旁開2橫指處。

BL13 肺俞

位置：在上背部，第3胸椎棘突下，後正中線旁開1.5寸。

快速取穴：頸背交界處椎骨高突向下推3個椎體，下緣旁開2橫指處。

BL14 厥陰俞

位置：在上背部，第4胸椎棘突下，後正中線旁開1.5寸。

快速取穴：頸背交界處椎骨高突向下推4個椎體，下緣旁開2橫指處。

BL15 心俞

位置：在上背部，第5胸椎棘突下，後正中線旁開1.5寸。

快速取穴：肩胛骨下角水平連線與脊柱相交椎體處，往上推2個椎體，其下緣旁開2橫指處即是。

BL16 督俞

位置：在上背部，第6胸椎棘突下，後正中線旁開1.5寸。

快速取穴：肩胛骨下角水平連線與脊柱相交椎體處，往上推1個椎體，其下緣旁開2橫指處即是。

BL17 膈俞

位置：在背部，第7胸椎棘突下，後正中線旁開1.5寸。

快速取穴：肩胛骨下角水平線與脊柱相交椎體處，其下緣旁開2橫指處。

BL18 肝俞

位置：在背部，第9胸椎棘突下，後正中線旁開1.5寸。

快速取穴：肩胛骨下角水平連線與脊柱相交椎體處，往下推2個椎體，其下緣旁開2橫指處即是。

BL19 膽俞

位置：在背部，第10胸椎棘突下，後正中線旁開1.5寸。

快速取穴：肩胛骨下角水平連線與脊柱相交椎體處，往下推3個椎體，其下緣旁開2橫指處即是。

BL20 脾俞

位置：在下背部，第11胸椎棘突下，後正中線旁開1.5寸。

快速取穴：肚臍水平線與脊柱相交椎體處，往上推3個椎體，其上緣旁開2橫指處即是。

BL21 胃俞

位置：在下背部，第12胸椎棘突下，後正中線旁開1.5寸。

快速取穴：肚臍水平線與脊柱相交椎體處，往上推2個椎體，其上緣旁開2橫指處即是。

BL22 三焦俞

位置：在腰部，第1腰椎棘突下，後正中線旁開1.5寸。

快速取穴：肚臍水平線與脊柱相交椎體處，往上推1個椎體，其上緣旁開2橫指處即是。

BL23 腎俞

位置：在腰部，第2腰椎棘突下，後正中線旁開1.5寸。

快速取穴：肚臍水平線與脊柱相交椎體處，其下緣旁開2橫指處即是。

BL24 氣海俞

位置：在腰部，第3腰椎棘突下，後正中線旁開1.5寸。

快速取穴：肚臍水平線與脊柱相交椎體處，往下推1個椎體，其下緣旁開2橫指處即是。

BL25 大腸俞

位置：在腰部，第4腰椎棘突下，後正中線旁開1.5寸。

快速取穴：兩側髂嵴連線與脊柱交點，旁開2橫指處即是。

BL26 關元俞

位置：在腰骶部，第5腰椎棘突下，後正中線旁開1.5寸。

快速取穴：兩側髂嵴連線與脊柱交點，往下推1個椎體，旁開2橫指處即是。

BL27 小腸俞

位置：在骶部，橫平第1骶後孔，骶正中嵴旁開1.5寸。

快速取穴：兩側髂嵴連線與脊柱交點，往下推2個椎體，旁開2橫指處即是。

BL28 膀胱俞
位置：在骶部，橫平第2骶後孔，骶正中嵴旁開1.5寸。
快速取穴：兩側髂嵴連線與脊柱交點，往下推3個椎體，旁開2橫指處即是。

BL29 中膂俞
位置：在骶部，橫平第3骶後孔，骶正中嵴旁開1.5寸。
快速取穴：膀胱俞（見本頁）往下推1個椎體。

BL30 白環俞
位置：在骶部，橫平第4骶後孔，骶正中嵴旁開1.5寸。
快速取穴：中膂俞(見本頁)往下推1個椎體。

BL31 BL32 BL33 BL34 八髎
位置：第1、2、3、4骶後孔，分別為上髎、次髎、中髎、下髎。
快速取穴：術者用食指、中指、無名指、小指，按骶骨第1～4假棘突上，然後向外側移行約1橫指，有凹陷處取之。四指位置即為上髎、次髎、中髎、下髎。

BL35 會陽
位置：在骶尾部，尾骨尖旁開0.5寸。
快速取穴：俯臥，順著脊柱向下摸到盡頭，旁開0.5寸處即是。

BL36 承扶
位置：在股後部，臀下橫紋的中點。
快速取穴：俯臥，臀下橫紋正中點，按壓有痠脹感處。

BL37 殷門
位置：在股後區，臀下橫紋下6寸，股二頭肌與半腱肌之間。
快速取穴：先找到承扶、膝蓋後面凹陷中央的膕橫紋中點，二者連線的中點上1橫指處即是。

BL38 浮郄
位置：在膝後部，膕橫紋上1寸，股二頭肌腱內側緣。
快速取穴：先找到委陽（見本頁），向上1橫指處即是。

BL39 委陽
位置：在膝部膕橫紋上，股二頭肌腱內側緣。
快速取穴：膝蓋後面凹陷中央的膕橫紋外側，股二頭肌腱內側即是。

BL40 委中
位置：在膝後部，膕橫紋中點。
快速取穴：膝蓋後面凹陷中央的膕橫紋中點即是。

BL41 附分
位置：在上背部，第2胸椎棘突下，後正中線旁開3寸。
快速取穴：頸背交界處椎骨高突向下推2個椎體，其下緣旁開4橫指處。

BL42 魄戶
位置：在上背部，第3胸椎棘突下，後正中線旁開3寸。
快速取穴：頸背交界處椎骨高突向下推3個椎體，其下緣旁開4橫指處。

BL43 膏肓
位置：在上背部，第4胸椎棘突下，後正中線旁開3寸。
快速取穴：低頭屈頸，頸背交界處椎骨高突向下推4個椎體，其下緣旁開4橫指處。

BL44 神堂
位置：在背部，第5胸椎棘突下，後正中線旁開3寸。
快速取穴：肩胛骨下角水平連線與脊柱相交椎體處，往上推2個椎體，其下緣水平線與肩胛骨脊柱緣的垂直線交點即是。

BL45 譩譆
位置：在背部，第6胸椎棘突下，後正中線旁開3寸處。
快速取穴：神堂往下推1個椎體。

BL46 膈關
位置：在背部，第7胸椎棘突下，後正中線旁開3寸。
快速取穴：肩胛骨下角水平連線與肩胛骨脊柱緣的垂直線交點即是。

BL47 魂門
位置：在背部，第9胸椎棘突下，後正中線旁開3寸處。
快速取穴：膈關往下推2個椎體處。

BL48 陽綱
位置：在下背部，第10胸椎棘突下，後正中線旁開3寸。
快速取穴：肩胛骨下角水平連線與脊柱相交椎體處，往下推3個椎體，其下緣水平線與肩胛骨脊柱緣的垂直線交點即是。

BL49 意舍
位置：在下背部，第11胸椎棘突下，後正中線旁開3寸處。
快速取穴：肚臍水平線與脊柱相交椎體處，上推3個椎體，其下緣水平線與肩胛骨脊柱緣的垂直線交點處。

BL50 胃倉

位置：在下背部，第12胸椎棘突下，後正中線旁開3寸處。
快速取穴：意舍（見30頁）往下推1個椎體。

BL51 肓門

位置：在腰部，第1腰椎棘突下，後正中線旁開3寸處。
快速取穴：意舍（見30頁）往下推2個椎體。

BL52 志室

位置：第2腰椎棘突下，旁開3寸處。
快速取穴：肚臍水平線與脊柱相交椎體處，其下緣水平線與肩胛骨脊柱緣的垂直線交點即是。

BL53 胞肓

位置：橫平第2骶後孔，骶正中嵴旁開3寸。
快速取穴：兩側髂嵴連線與脊柱交點，往下推3個椎體，其下緣水平線與肩胛骨脊柱緣的垂直線交點處。

BL54 秩邊

位置：在骶區，橫平第4骶後孔，骶正中嵴旁開3寸。
快速取穴：胞肓（見本頁）往下推2個椎體處。

BL55 合陽

位置：在小腿後部，膕橫紋下2寸，腓腸肌內、外側頭之間。
快速取穴：膝蓋後面凹陷中央的膕橫紋中點直下3橫指處即是。

BL56 承筋

位置：小腿後側，膕橫紋下5寸，腓腸肌兩肌腹之間。
快速取穴：小腿用力，後面肌肉明顯隆起，中央處按壓有痠脹感處。

BL57 承山

位置：在小腿後側，腓腸肌兩肌腹與肌腱交角處。
快速取穴：膝蓋後面凹陷中央的膕橫紋中點與外踝尖（見57頁）連線的中點處。

BL58 飛揚

位置：在小腿後側，昆崙（見本頁）直上7寸，腓腸肌外下緣與跟腱移行處。
快速取穴：先找到承山（見本頁），其下1橫指再旁開1橫指處。

BL59 跗陽

位置：在小腿後外側，昆崙（見本頁）直上3寸，腓骨與跟腱之間。
快速取穴：平足外踝向上4橫指，按壓有痠脹感處即是。

BL60 昆崙

位置：外踝尖與跟腱之間凹陷中。
快速取穴：外踝尖（見57頁）與跟腱之間凹陷處即是。

BL61 僕參

位置：昆崙直下，跟骨外側，赤白肉際處。
快速取穴：昆崙（見本頁）直下1橫指處。

BL62 申脈

位置：在踝部，外踝下緣與跟骨之間凹陷中。
快速取穴：正坐垂足著地，外踝垂直向下可觸及一凹陷，按壓有痠脹感處即是。

BL63 金門

位置：第5跖骨粗隆後方，骰骨外側凹陷中。
快速取穴：正坐垂足著地，腳趾上翹可見一骨頭凸起，外側凹陷處。

BL64 京骨

位置：在足背外側，第5跖骨粗隆前下方，赤白肉際處。
快速取穴：沿小趾長骨往後推，可摸到一凸起，下方皮膚顏色交界處。

BL65 束骨

位置：在足背外側，第5跖趾關節的近端，赤白肉際處。
快速取穴：小趾與足部相連接的關節，關節後方皮膚顏色交界處即是。

BL66 足通谷

位置：在足趾，第5跖趾關節的遠端，赤白肉際處。
快速取穴：小趾與足掌相連接的關節，關節前方皮膚顏色交界處即是。

BL67 至陰

位置：在足趾，小趾末節外側，趾甲根角側後方0.1寸。
快速取穴：足小趾外側，趾甲外側緣與下緣各做一垂線，其交點處。

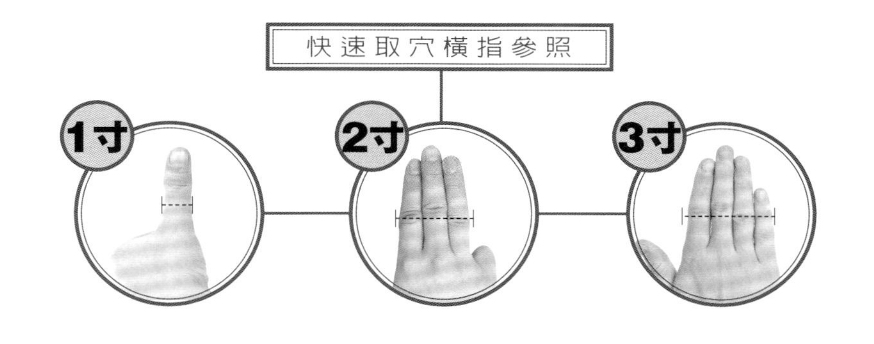

八　足少陰腎經

足少陰腎經在足小趾與足太陽膀胱經銜接，聯繫的器官有喉嚨、舌，所屬的臟腑為腎，絡膀胱，貫肝，入肺，絡心，在胸中與手厥陰心包經相接。絡脈從本經分出，走向足太陽膀胱經，通過腰脊部，上走心包下。

穴位歌訣

少陰經穴二十七，湧泉然谷與太溪，
大鍾水泉與照海，復溜交信築賓派，
陰谷膝內輔骨後，以上從足至膝求，
橫骨大赫連氣穴，四滿中注肓俞臍，
商曲石關陰都密，通谷幽門一寸取，
步廊神封膺靈墟，神藏彧中俞府畢。

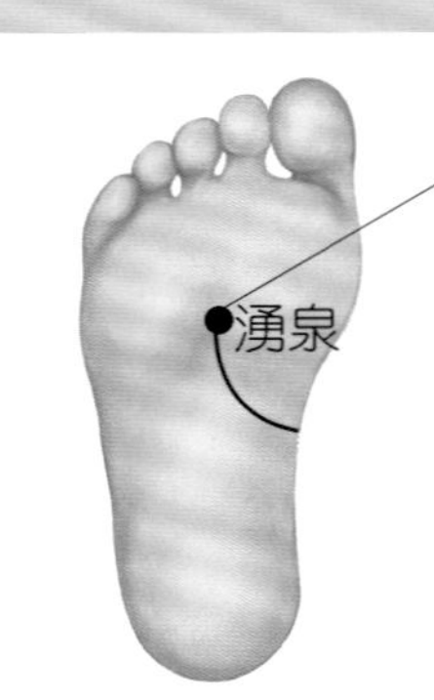

湧泉 KI1
主治：休克、中暑、暈厥、癔症、鼻出血、心煩、腰痛、高血壓、低血壓、尿瀦留。

彧中 KI26
主治：咳嗽、胸脅脹滿、不嗜食、咽喉腫痛。

俞府 KI27
主治：咳嗽、哮喘、嘔吐、胸脅脹滿。

神藏 KI25
主治：咳嗽、哮喘、胸痛、支氣管炎、嘔吐。

靈墟 KI24
主治：咳嗽、哮喘、胸痛、乳癰。

神封 KI23
主治：咳嗽、哮喘、嘔吐、胸痛、乳癰、胸膜炎。

步廊 KI22
主治：咳嗽、哮喘、胸痛、乳癰、胸膜炎。

幽門 KI21
主治：腹痛、嘔吐、胃痛、胃潰瘍、消化不良。

腹通谷 KI20
主治：腹痛、腹脹、嘔吐、胸痛、急慢性胃炎。

陰都 KI19
主治：腹脹、腸鳴、腹痛、哮喘、便秘、婦人不孕。

石關 KI18
主治：閉經、帶下、脾胃虛寒、腹痛。

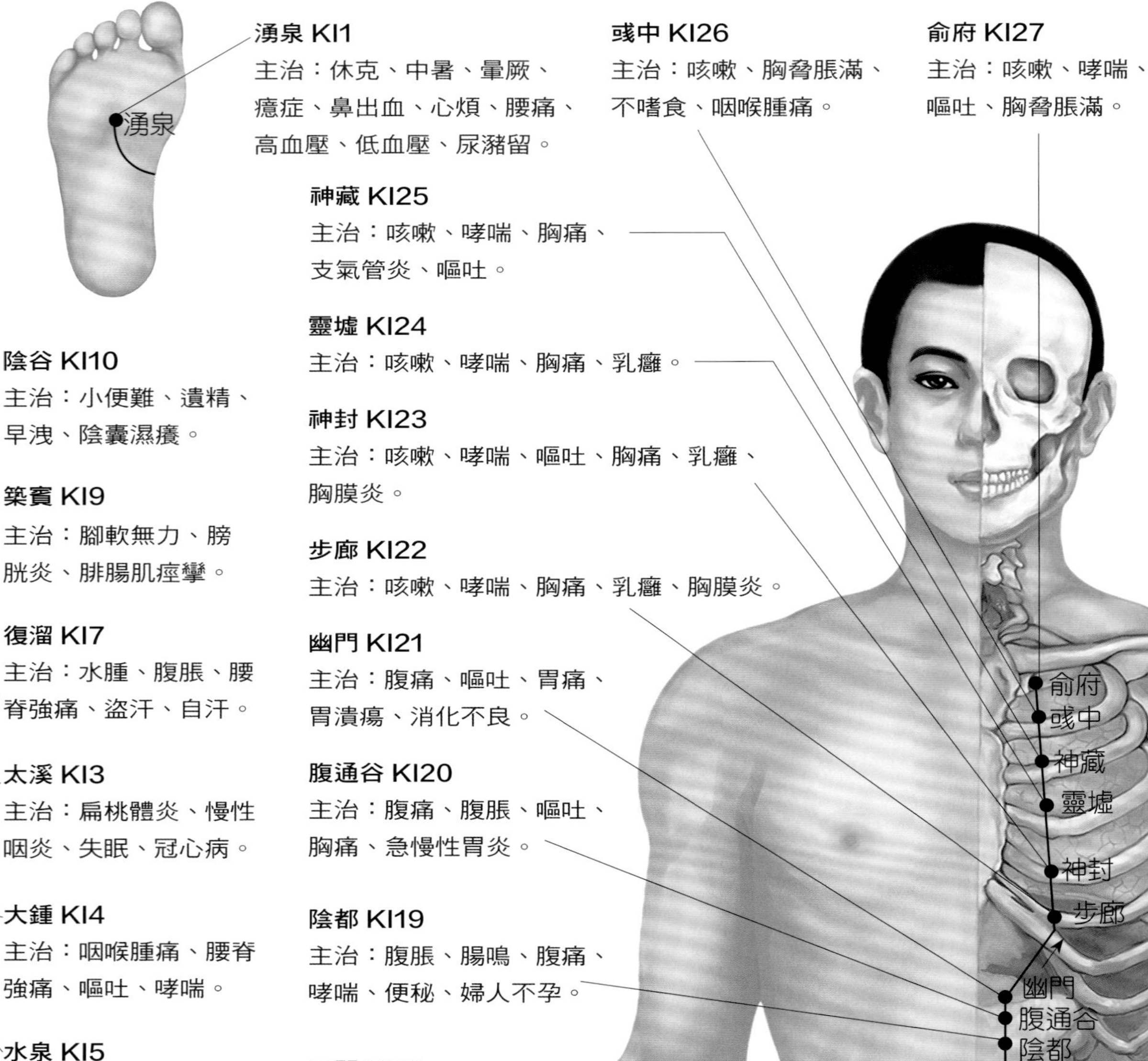

陰谷 KI10
主治：小便難、遺精、早洩、陰囊濕癢。

築賓 KI9
主治：腳軟無力、膀胱炎、腓腸肌痙攣。

交信 KI8
主治：淋病、月經不調、子宮脫垂、便秘、痛經。

復溜 KI7
主治：水腫、腹脹、腰脊強痛、盜汗、自汗。

太溪 KI3
主治：扁桃體炎、慢性咽炎、失眠、冠心病。

照海 KI6
主治：咽喉腫痛、氣喘、便秘、月經不調。

大鍾 KI4
主治：咽喉腫痛、腰脊強痛、嘔吐、哮喘。

水泉 KI5
主治：小便不利、足跟痛、痛經、閉經。

然谷 KI2
主治：咽喉疼痛、陽痿、月經不調、胸脅脹滿。

陰谷
築賓
交信
復溜
太溪
照海
大鍾
水泉
然谷

商曲 KI17
主治：繞臍腹痛、腹脹、嘔吐、腹瀉、痢疾、便秘。

肓俞 KI16
主治：繞臍腹痛、腹脹、嘔吐、腹瀉、痢疾、便秘。

中注 KI15
主治：腹脹、嘔吐、腹瀉、痢疾、腰腹疼痛。

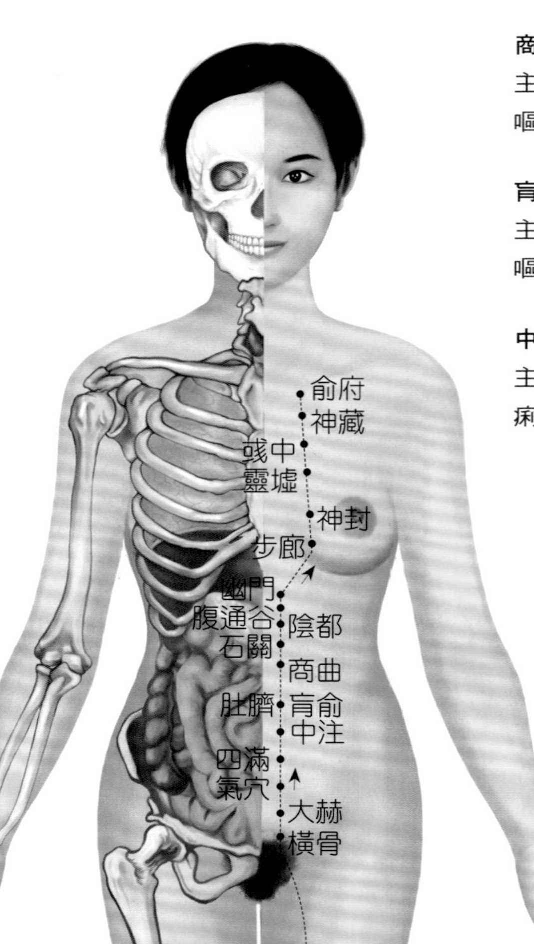

四滿 KI14
主治：痛經、不孕症、遺精、水腫、小腹痛、便秘。

氣穴 KI13
主治：月經不調、痛經、帶下、遺精、陽痿。

大赫 KI12
主治：遺精、月經不調、痛經、不孕、帶下。

橫骨 KI11
主治：腹痛、外生殖器腫痛、遺精、閉經。

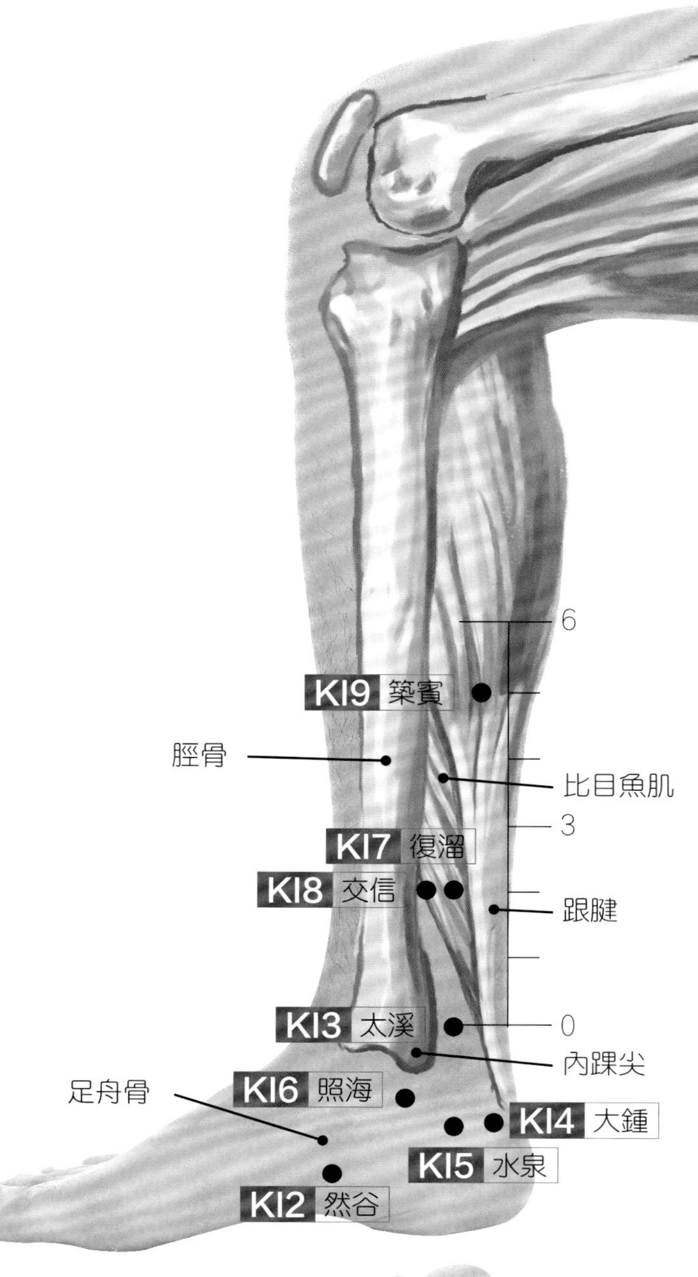

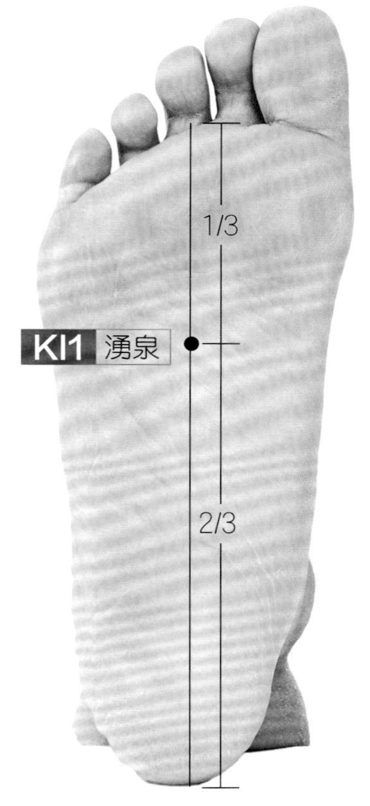

KI1 湧泉

位置：在足底，屈足卷趾時足心最凹陷處。

快速取穴：蜷足，足底前1/3處可見有一凹陷處，按壓有痠痛感處即是。

KI2 然谷

位置：在足內側，足舟骨粗隆下方，赤白肉際處。

快速取穴：坐位垂足，內踝前下方明顯骨性標誌——舟骨前下方凹陷處即是。

KI3 太溪

位置：在踝區，內踝尖（見57頁）與跟腱之間的凹陷中。

快速取穴：坐位垂足，由足內踝向後推至與跟腱之間凹陷處即是。

KI4 大鍾

位置：在足跟部，內踝後下方，跟骨上緣，跟腱附著部前緣凹陷中。

快速取穴：先找到太溪（見本頁），向下量半橫指，再向後平推至凹陷處即是。

KI5 水泉

位置：在足跟區，太溪直下1寸，跟骨結節內側凹陷中。

快速取穴：先找到太溪（見本頁），直下1橫指，按壓有痠脹感處即是。

KI6 照海

位置：在內踝尖下1寸，內踝下緣邊際凹陷中。

快速取穴：由內踝尖（見57頁）垂直向下推，至下緣凹陷處，按壓有痠痛感處。

KI7 復溜

位置：在小腿內側，內踝尖（見57頁）上2寸，跟腱的前緣。

快速取穴：先找到太溪（見本頁），直上3橫指，跟腱前緣處，按壓有痠脹感處。

KI8 交信

位置：在小腿內側，內踝尖（見57頁）上2寸，脛骨內側緣後際凹陷中。

快速取穴：先找到太溪（見本頁），直上3橫指，再前推至脛骨後凹陷處即是。

KI9 築賓

位置：在小腿內側，太溪直上5寸，比目魚肌與跟腱之間。

快速取穴：先找到太溪（見本頁），直上7橫指，按壓有痠脹感處即是。

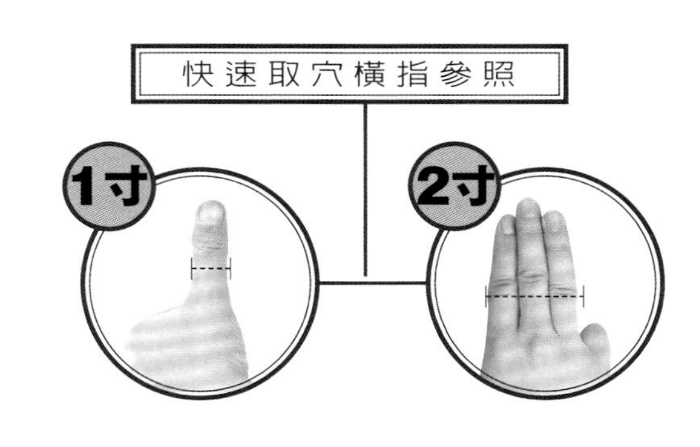

KI10 陰谷

位置：在膝後區，膕橫紋上，半腱肌腱外側緣。
快速取穴：微屈膝，在膕窩橫紋內側可觸及兩條筋，兩筋之間凹陷處即是。

KI11 橫骨

位置：在下腹部，臍中下5寸，前正中線旁開0.5寸。
快速取穴：仰臥，恥骨聯合上緣中點，再旁開半橫指處即是。

KI12 大赫

位置：在下腹部，臍中下4寸，前正中線旁開0.5寸。
快速取穴：仰臥，依上法找到橫骨，向上1橫指處即是。

KI13 氣穴

位置：臍中下3寸，正中線旁開0.5寸。
快速取穴：肚臍下4橫指，再旁開半橫指處。

KI14 四滿

位置：臍中下2寸，正中線旁開0.5寸。
快速取穴：仰臥，肚臍下3橫指，再旁開半橫指處即是。

KI15 中注

位置：在下腹部，臍中下1寸，前正中線旁開0.5寸。
快速取穴：仰臥，肚臍下1橫指，再旁開半橫指處即是。

KI16 肓俞

位置：在腹中部，臍中旁開0.5寸。
快速取穴：仰臥，肚臍旁開半橫指處即是。

KI17 商曲

位置：在上腹部，臍中上2寸，前正中線旁開0.5寸。
快速取穴：仰臥，肚臍上3橫指，再旁開半橫指處即是。

KI18 石關

位置：在上腹部，臍中上3寸，前正中線旁開0.5寸。
快速取穴：仰臥，肚臍上4橫指，再旁開半橫指處即是。

KI19 陰都

位置：在上腹部，臍中上4寸，前正中線旁開0.5寸。
快速取穴：仰臥，胸劍聯合與肚臍連線中點，再旁開半橫指處即是。

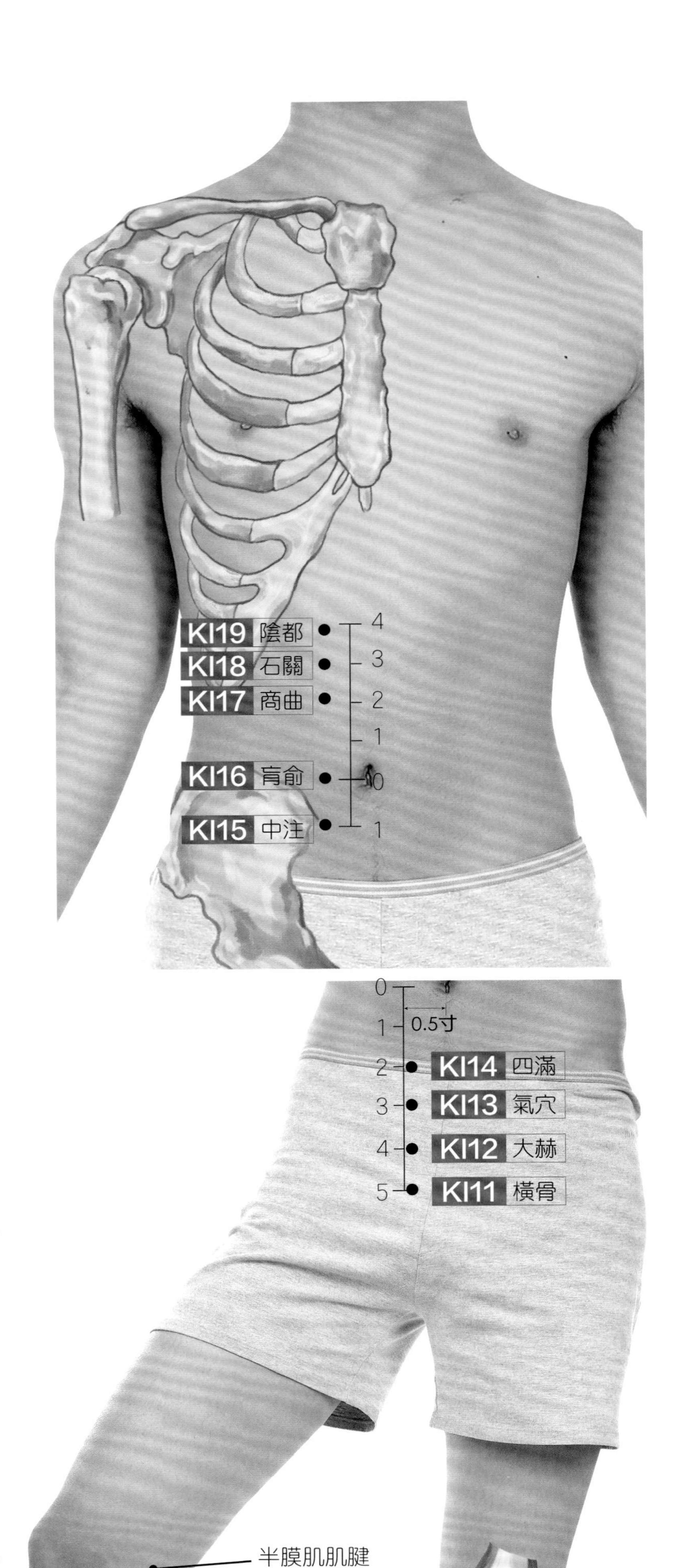

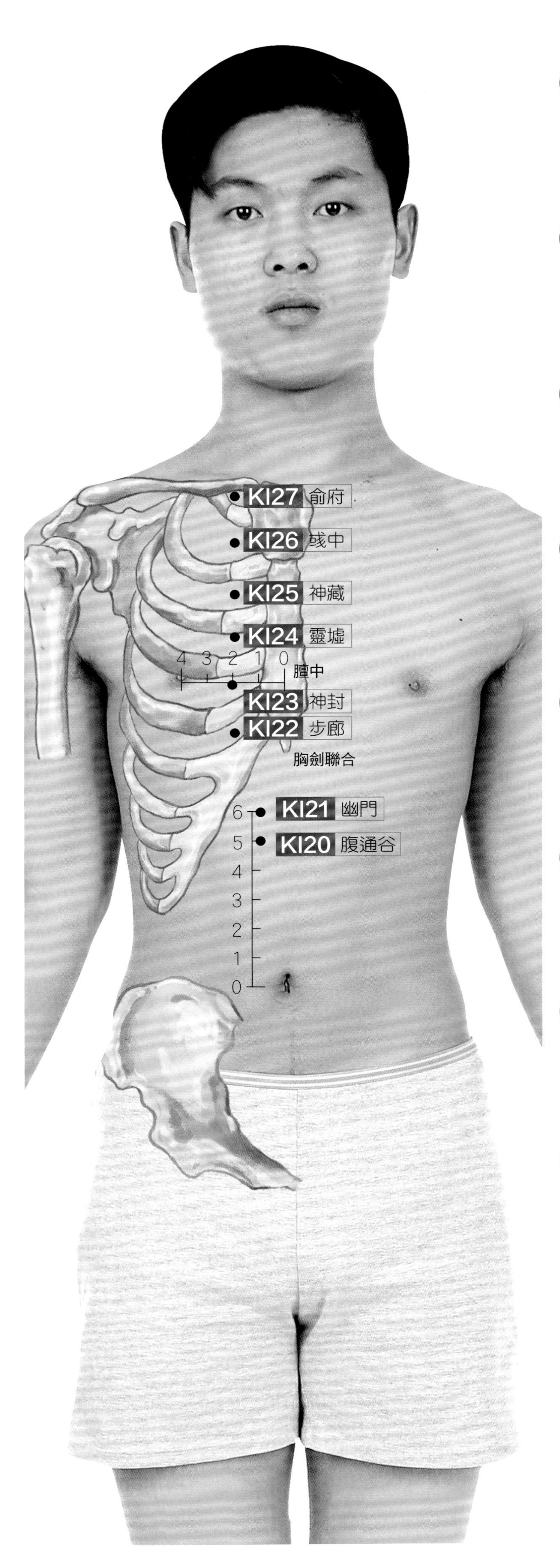

KI20 腹通谷

位置：在上腹部，臍中上5寸，前正中線旁開0.5寸。
快速取穴：仰臥，胸劍聯合處，直下4橫指，再旁開半橫指處即是。

KI21 幽門

位置：在上腹部，臍中上6寸，前正中線旁開0.5寸。
快速取穴：仰臥，胸劍聯合處，直下3橫指，再旁開半橫指處即是。

KI22 步廊

位置：在胸部，第5肋間隙，前正中線旁開2寸。
快速取穴：仰臥，平乳頭的肋間隙的下一肋間，由前正中線旁開3橫指處即是。

KI23 神封

位置：在胸部，第4肋間隙，前正中線旁開2寸。
快速取穴：仰臥，平乳頭的肋間隙中，由前正中線旁開3橫指處即是。

KI24 靈墟

位置：在胸部，第3肋間隙，前正中線旁開2寸。
快速取穴：自乳頭垂直向上推1個肋間隙，前正中線旁開3橫指處。

KI25 神藏

位置：在胸部，第2肋間隙，前正中線旁開2寸。
快速取穴：自乳頭垂直向上推2個肋間隙，前正中線旁開3橫指處。

KI26 彧中

位置：在胸部，第1肋間隙，前正中線旁開2寸。
快速取穴：自鎖骨下緣垂直向下推1個肋骨，就是第1肋間隙，由前正中線旁開3橫指處即是。

KI27 俞府

位置：鎖骨下緣，前正中線旁開2寸。
快速取穴：仰臥，鎖骨下可觸及一凹陷，在此凹陷中，前正中線旁開3橫指處即是。

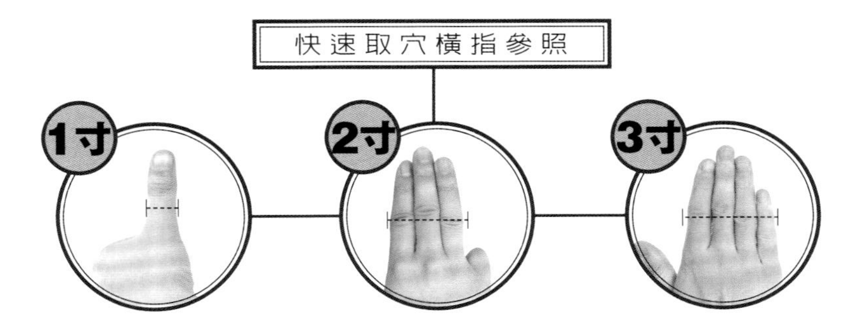

九　手厥陰心包經

手厥陰心包經在胸中與足少陰腎經銜接，聯繫的臟腑器官屬心包，絡三焦，在無名指端與手少陽三焦經相接。中醫所說的心包，就是心外面的一層膜，它包裹並護衛著心臟，好像君主的“內臣”，心是君主，它是護衛君主的大將軍，邪氣不能近身，心包是護衛心臟的宮城。

穴位歌訣

心包手厥陰九穴，起於天池中衝盡，
心胸肺胃效皆好，諸痛瘍瘡亦可尋，
天池乳外旁一寸，天泉腋下二寸循，
曲澤腱內橫紋上，郄門去腕五寸尋，
間使腕後方三寸，內關掌後二寸停，
掌後紋中大陵在，兩條肌腱標準明，
勞宮屈指掌心取，中指末端是中衝。

天池

天池

天池 PC1
主治：咳嗽、胸痛、胸悶、乳汁分泌不足、乳腺炎。

天泉 PC2
主治：心痛、打嗝、上臂內側痛、胸背痛。

曲澤 PC3
主治：胃痛、嘔吐、腹瀉、風疹、心痛、心悸。

郄門 PC4
主治：心胸部疼痛、心悸、嘔血、鼻塞。

間使 PC5
主治：打嗝、嘔吐、中風。

內關 PC6
主治：心痛、心悸、失眠、癲癇、胃痛、嘔吐、打嗝、哮喘、高血壓、低血壓、冠心病、汗多、神經性皮炎、小兒驚風。

大陵 PC7
主治：發熱、頭痛、扁桃體炎、咽炎、腎虛、失眠。

勞宮 PC8
主治：熱病、汗多、心煩、口腔潰瘍、中風昏迷、高脂血症。

中衝 PC9
主治：心痛、心悸、中風、中暑、目赤、舌痛、小兒驚風。

天池
天泉
曲澤
郄門
間使
內關
大陵
勞宮
中衝

天池
天泉
曲澤

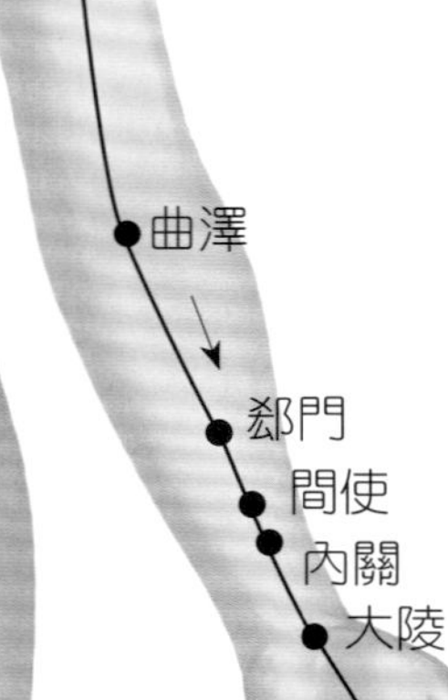

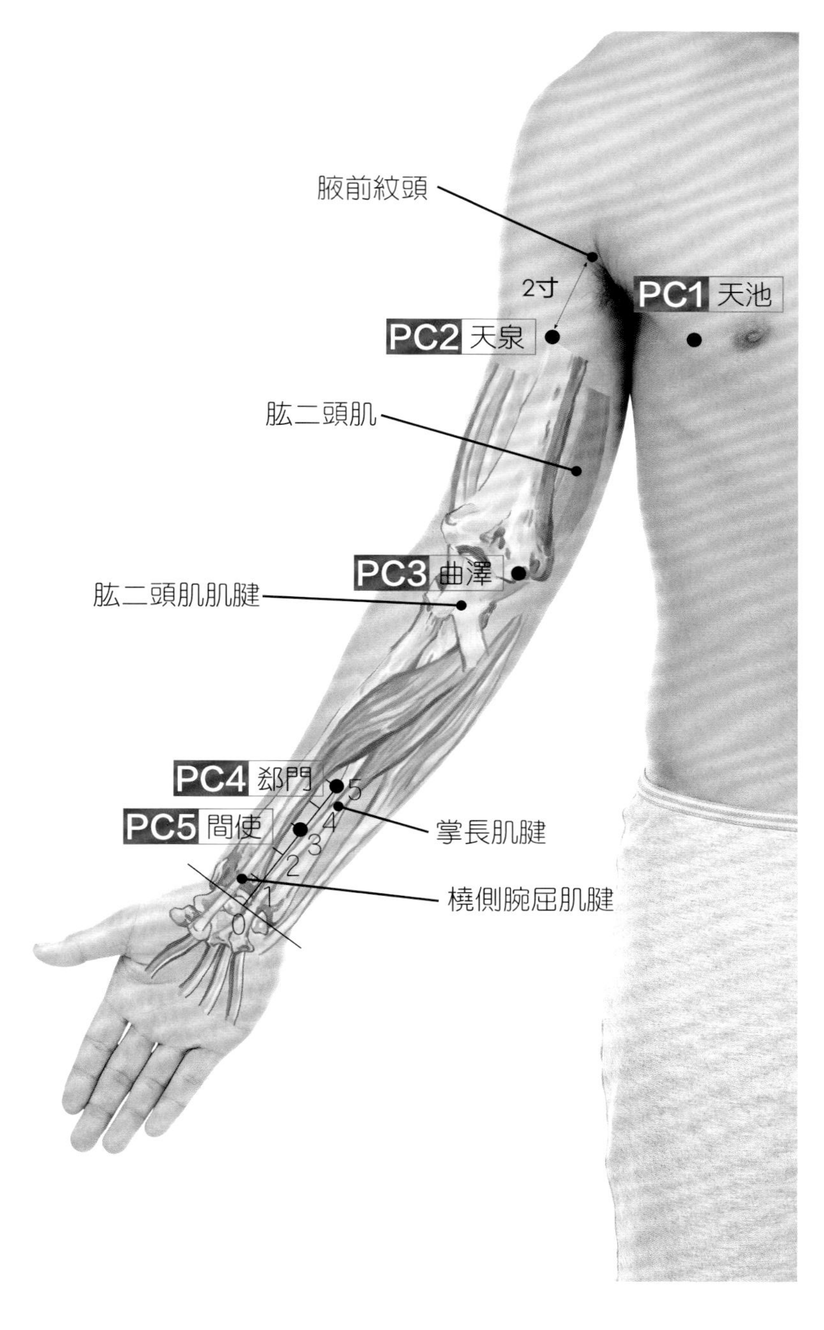

PC1 天池

位置：在胸部，第4肋間隙，前正中線旁開5寸。

快速取穴：仰臥，自乳頭沿水平線向外側旁開1橫指，按壓有痠脹感處即是。

PC2 天泉

位置：在臂前區，腋前紋頭下2寸，肱二頭肌的長、短頭之間。

快速取穴：伸肘仰掌，腋前紋頭直下3橫指，在肱二頭肌腹間隙中，按壓有痠脹感處即是。

PC3 曲澤

位置：在肘前區，肘橫紋上，肱二頭肌腱的尺側緣凹陷中。

快速取穴：肘微彎，肘彎裡可摸到一條大筋，內側橫紋上可觸及凹陷處即是。

PC4 郄門

位置：前臂前區，腕掌側遠端橫紋上5寸，掌長肌腱與橈側腕屈肌腱之間。

快速取穴：微屈腕握拳，曲澤（見本頁）與大陵（見本頁）連線中點下1橫指處即是。

PC5 間使

位置：在前臂前區，腕掌側遠端橫紋上3寸，掌長肌腱與橈側腕屈肌腱之間。

快速取穴：微屈腕握拳，從腕橫紋向上4橫指，兩條索狀筋之間即是。

PC6 內關

位置：在前臂前區，腕掌側遠端橫紋上2寸，掌長肌腱與橈側腕屈肌腱之間。

快速取穴：微屈腕握拳，從腕橫紋向上3橫指，兩條索狀筋之間即是內關。

PC7 大陵

位置：在腕前區，腕掌側遠端橫紋中，掌長肌腱與橈側腕屈肌腱之間。

快速取穴：微屈腕握拳，從腕橫紋上，兩條索狀筋之間即是。

PC8 勞宮

位置：在掌區，橫平第3掌指關節近端，第2、3掌骨之間偏於第3掌骨。

快速取穴：握拳屈指，中指尖所指掌心處，按壓有痠痛感處即是。

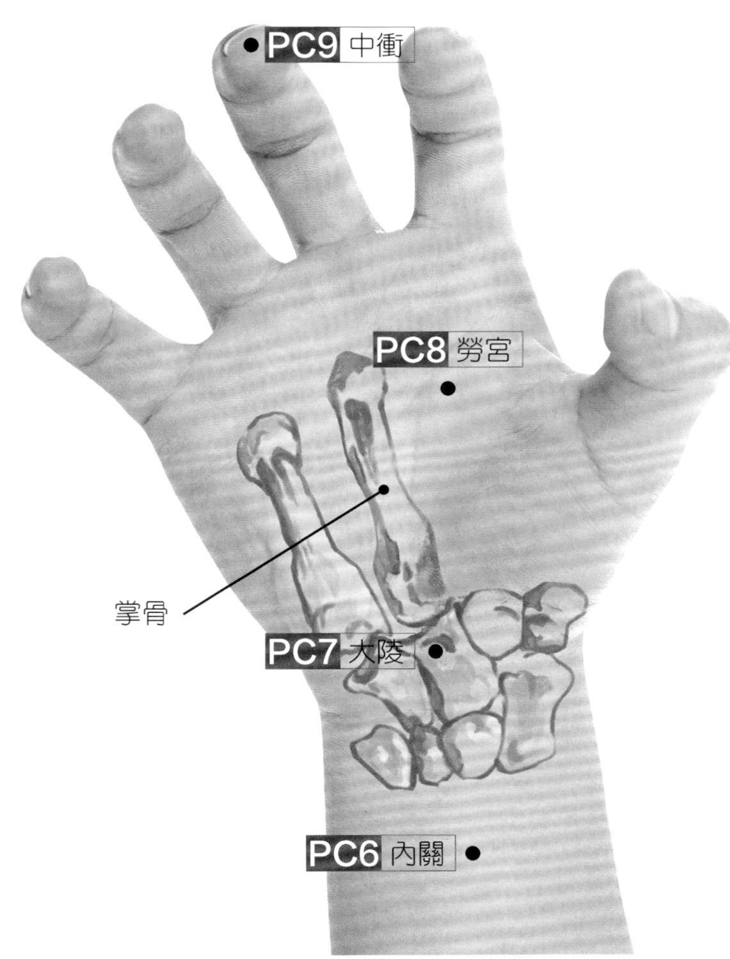

PC9 中衝

位置：在手指，中指末端最高點。

快速取穴：俯掌，在手中指尖端的中央取穴。

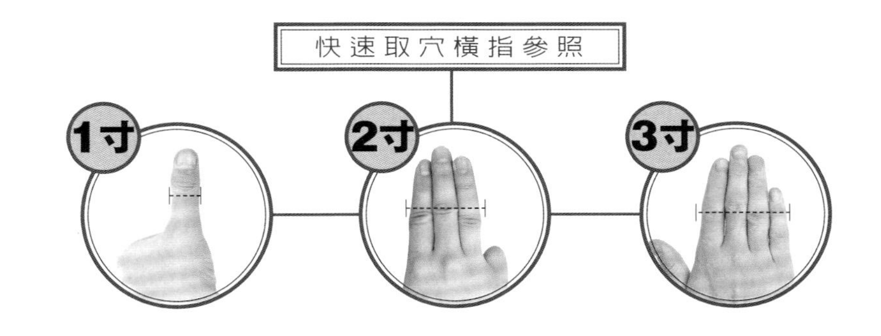

十　手少陽三焦經

手少陽三焦經在無名指與手厥陰心包經銜接，聯繫的臟腑器官有耳、目，屬三焦，絡心包，在目外眥與足少陽膽經相接。三焦經直通頭面，所以此經的症狀多表現在頭部和面部，如頭痛、耳鳴、咽腫、面部腫痛等。這些疾病都可以通過三焦經上的大穴來調治。

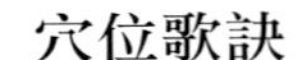

穴位歌訣

三焦經穴二十三，關衝液門中渚間，
陽池外關支溝正，會宗三陽四瀆長，
天井清泠淵消濼，臑會肩髎天髎堂，
天牖翳風瘈脈青，顱息角孫耳門當，
和髎耳前髮際邊，絲竹空在眉外藏。

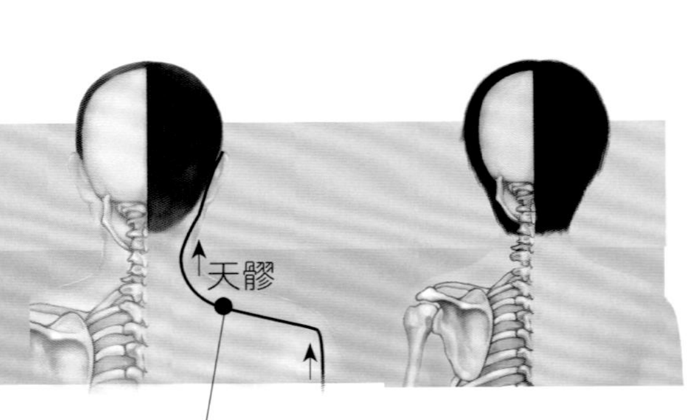

天髎 TE15
主治：肩臂痛、頸項僵硬疼痛、胸中煩滿。

耳門 TE21
主治：耳鳴、耳聾、耳道流膿、中耳炎、牙痛。

耳和髎 TE22
主治：牙關拘急、口眼喎斜、頭重痛、耳鳴。

絲竹空 TE23
主治：頭痛、頭暈、目赤腫痛、視神經萎縮。

角孫 TE20
主治：目赤腫痛、牙痛、頭痛、頸項僵硬。

顱息 TE19
主治：耳鳴、頭痛、耳聾、小兒驚風、嘔吐。

瘈脈 TE18
主治：頭痛、耳聾、耳鳴、小兒驚風、嘔吐。

翳風 TE17
主治：打嗝、中耳炎、三叉神經痛、牙痛。

天牖 TE16
主治：頭痛、頭暈、頸肩痠痛、目痛、耳鳴。

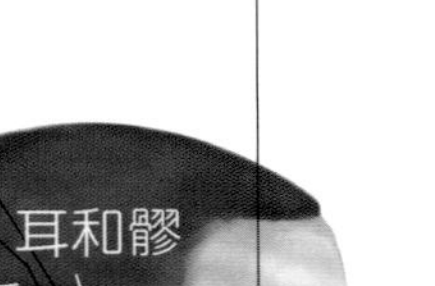

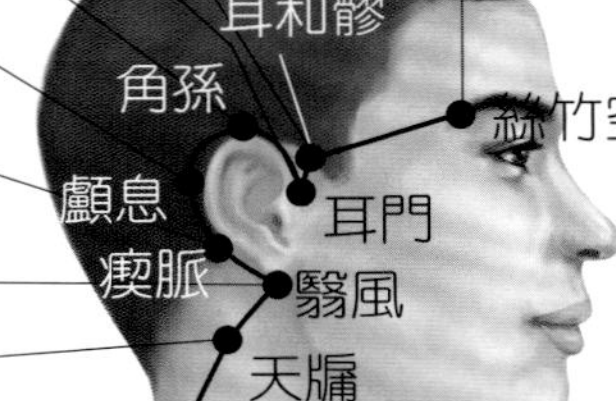

肩髎 TE14
主治：肩胛腫痛、肩臂痛、中風偏癱、蕁麻疹。

臑會 TE13
主治：肩胛腫痛、肩臂痠痛。

消濼 TE12
主治：頸項強急腫痛、臂痛、頭痛、牙痛。

清泠淵 TE11
主治：前臂及肩背部痠痛不舉、頭痛、眼疾。

天井 TE10
主治：前臂痠痛、淋巴結核、落枕、偏頭痛。

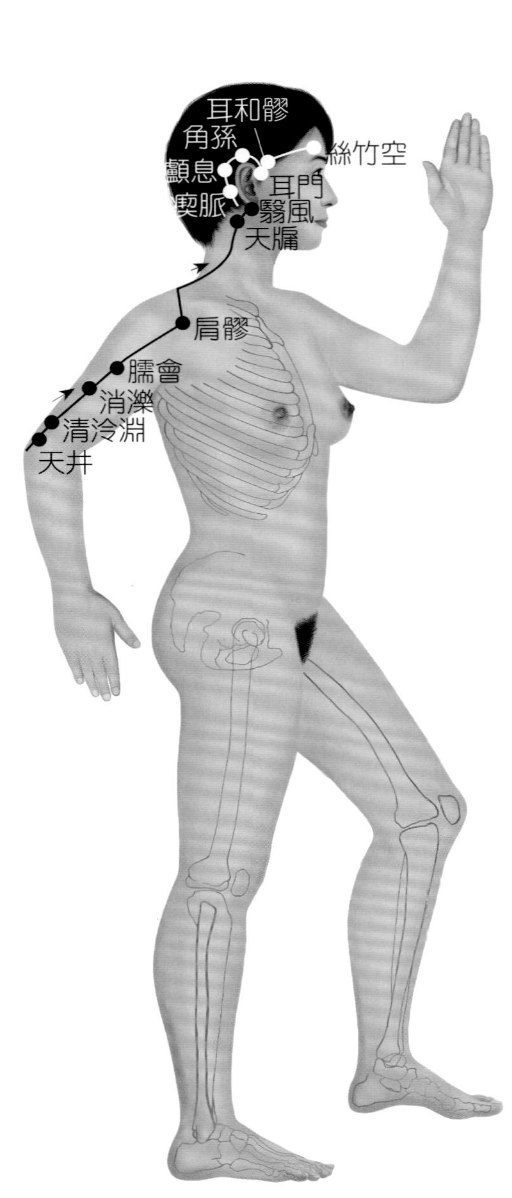

三陽絡 TE8
主治：前臂痠痛、耳聾、牙痛、腦血管病後遺症。

四瀆 TE9
主治：咽喉腫痛、耳聾、耳鳴、頭痛、下牙痛、眼疾。

會宗 TE7
主治：偏頭痛、耳聾、耳鳴、咳喘胸滿。

支溝 TE6
主治：胸脅痛、腹脹、便秘、心絞痛、上肢癱瘓。

外關 TE5
主治：感冒、頭痛、三叉神經痛、頸椎病。

陽池 TE4
主治：腕關節腫痛、手足怕冷。

中渚 TE3
主治：前臂疼痛、脂溢性皮炎、頭痛、目眩。

液門 TE2
主治：手背紅腫、腕部無力、熱病。

關衝 TE1
主治：頭痛、咽喉腫痛、視物不明、肘痛。

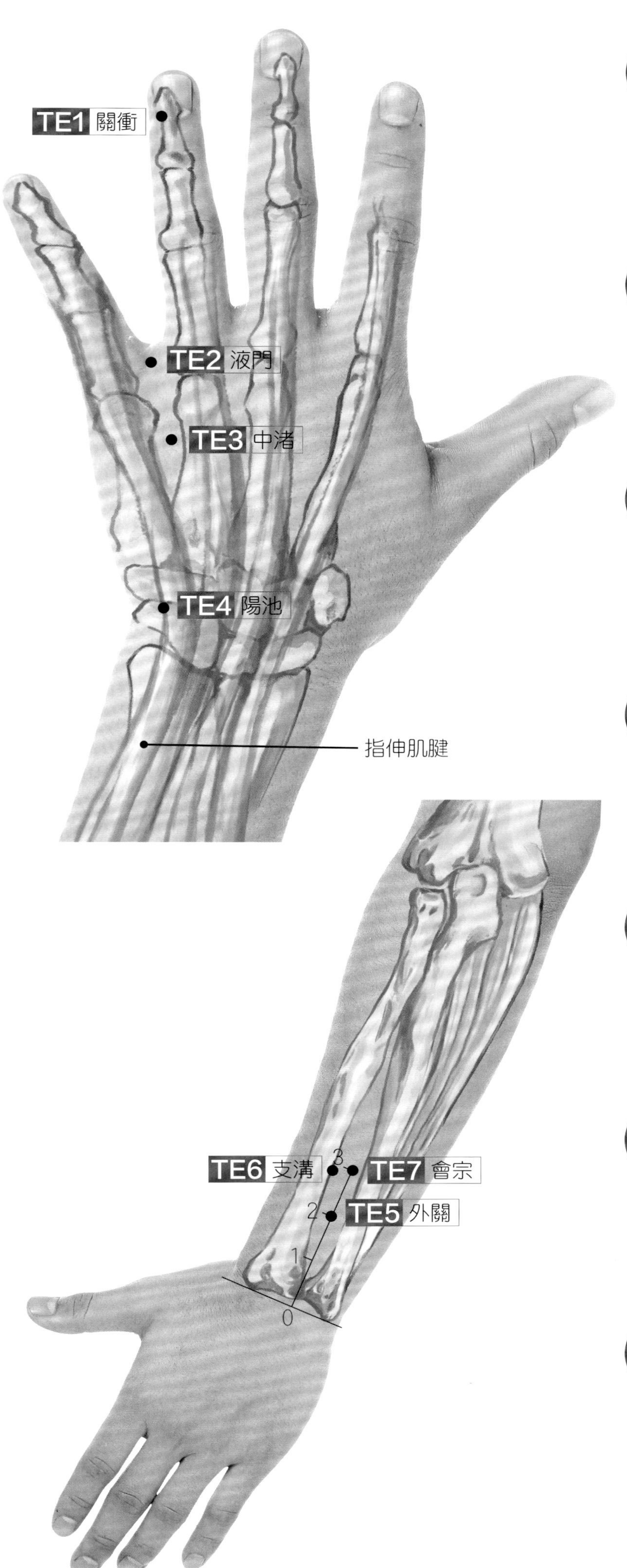

TE1 關衝

位置：在手指，第4指末節尺側，指甲根角側上方0.1寸（指寸）。

快速取穴：沿手無名指指甲底部與側緣引線的交點處即是。

TE2 液門

位置：在手背，當第4、5指間，指蹼緣後方赤白肉際處。

快速取穴：手背部第4、5指指縫間，掌指關節前可觸及一凹陷處。

TE3 中渚

位置：在手背，第4、5掌骨間，第4掌指關節近端凹陷中。

快速取穴：手背部第4、5指指縫間，掌指關節後可觸及一凹陷處。

TE4 陽池

位置：在腕後區，腕背側遠端橫紋上，指伸肌腱的尺側緣凹陷中。

快速取穴：腕背面，由第4掌骨向上推至腕關節橫紋，可觸及凹陷處。

TE5 外關

位置：在前臂外側，腕背側遠端橫紋上2寸，尺骨與橈骨間隙中點。

快速取穴：掌腕背橫紋中點直上3橫指，前臂兩骨頭之間的凹陷處。

TE6 支溝

位置：在前臂外側，腕背側遠端橫紋上3寸，尺骨與橈骨間隙中點。

快速取穴：掌腕背橫紋中點直上4橫指，前臂兩骨頭之間的凹陷處。

TE7 會宗

位置：在前臂外側，腕背側遠端橫紋上3寸，尺骨的橈側緣。

快速取穴：掌腕背橫紋中點直上4橫指，拇指側按壓有痠脹感處。

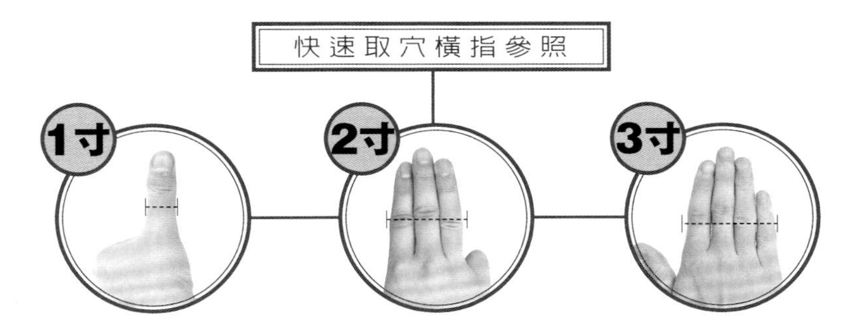

TE8 三陽絡

位置：在前臂外側，腕背側遠端橫紋上4寸，尺骨與橈骨間隙中點。

快速取穴：先找到支溝（見39頁），直上1橫指，前臂兩骨頭之間凹陷處即是。

TE9 四瀆

位置：在前臂外側，肘尖下5寸，尺骨與橈骨間隙中。

快速取穴：先找到陽池（見39頁），其與肘尖（見56頁）連線的中點上1橫指處即是。

TE10 天井

位置：在肘後側，肘尖上1寸凹陷中。

快速取穴：屈肘，肘尖（見56頁）直上1橫指凹陷處即是。

TE11 清泠淵

位置：在臂後側，肘尖與肩峰角連線上，肘尖上2寸。

快速取穴：屈肘，肘尖（見57頁）直上3橫指凹陷處即是。

TE12 消濼

位置：在臂後側，肘尖與肩峰角連線上，肘尖上5寸。

快速取穴：先取肩髎（見本頁），其與肘尖（見57頁）連線上，肘尖上7橫指處即是。

TE13 臑會

位置：在臂後側，平腋後紋頭，三角肌的後下緣。

快速取穴：先取肩髎（見本頁），其與肘尖（見56頁）連線上，肩髎下4橫指處即是。

TE14 肩髎

位置：在肩部，肩峰角與肱骨大結節兩骨間凹陷中。

快速取穴：外展上臂，肩膀後下方凹陷處即是。

TE15 天髎

位置：在肩胛骨上角處，當肩井（見45頁）與曲垣（見25頁）之間的中點，橫平第1胸椎棘突。

快速取穴：肩胛骨上角，其上方的凹陷處即是。

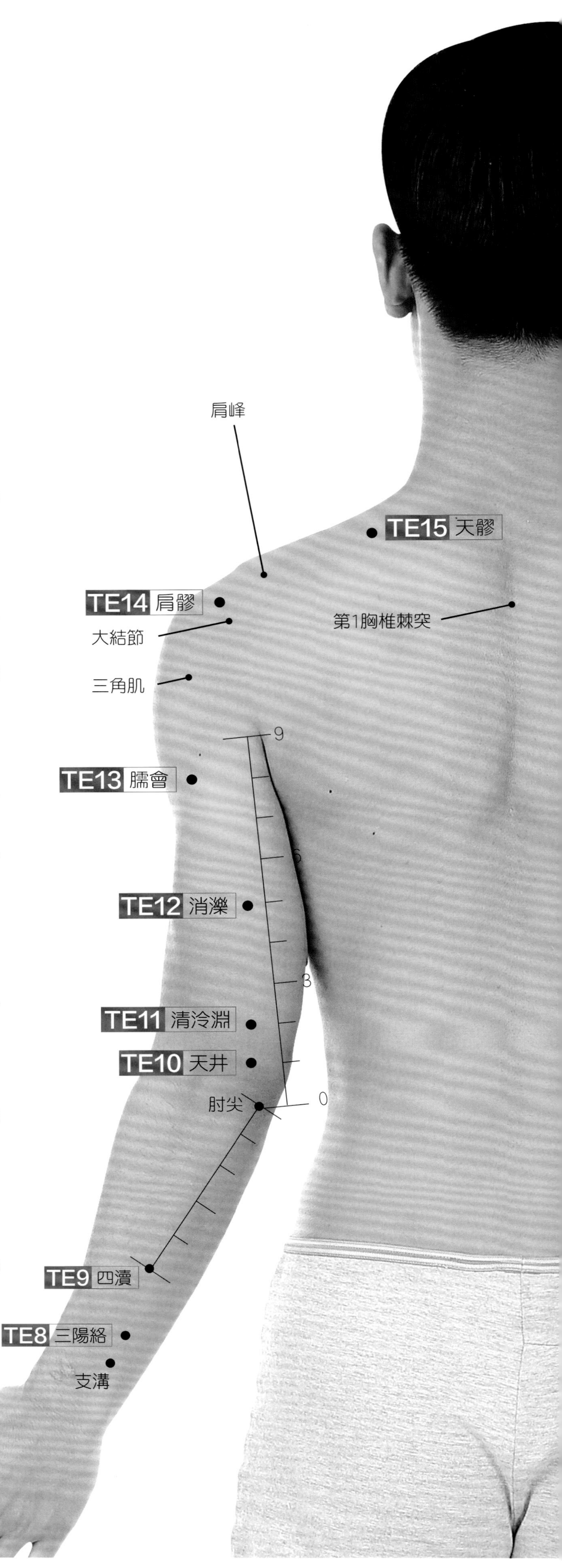

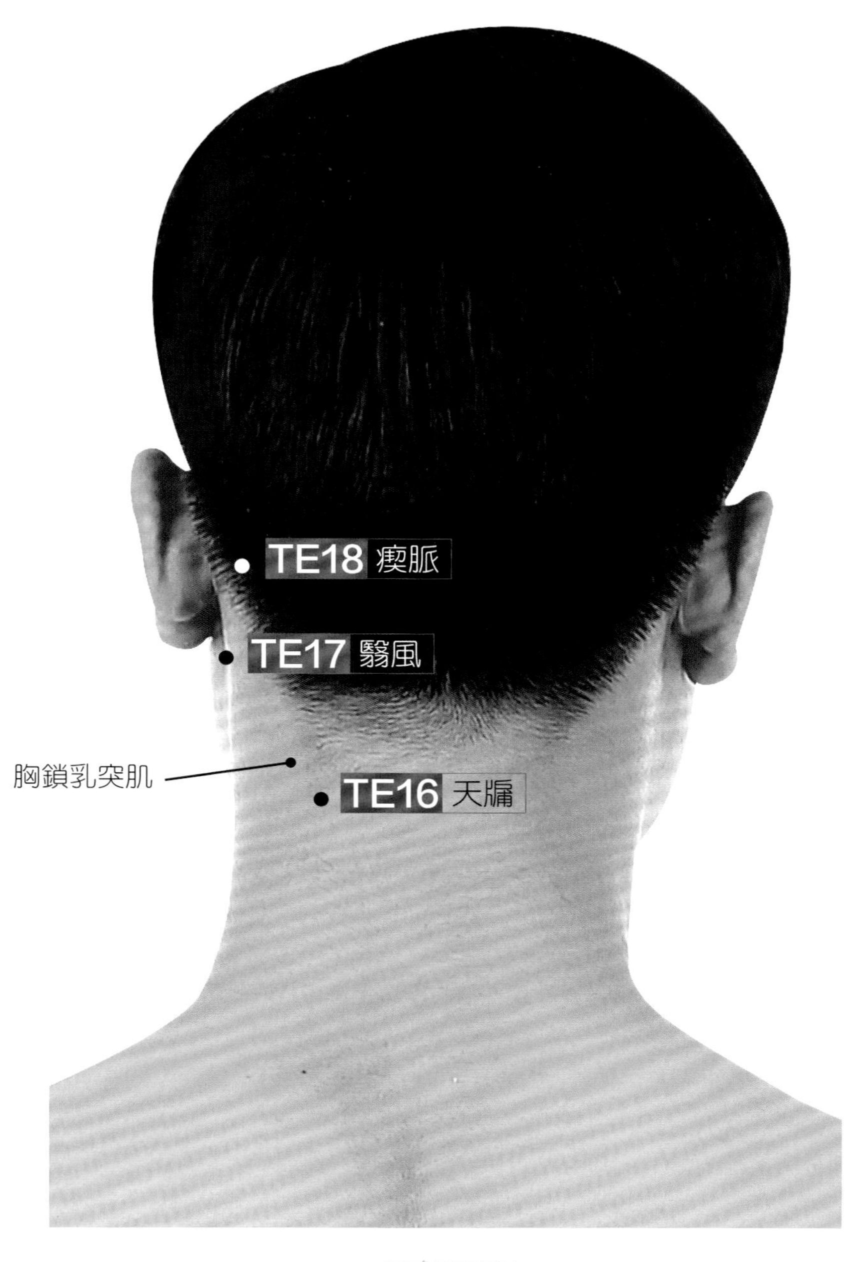

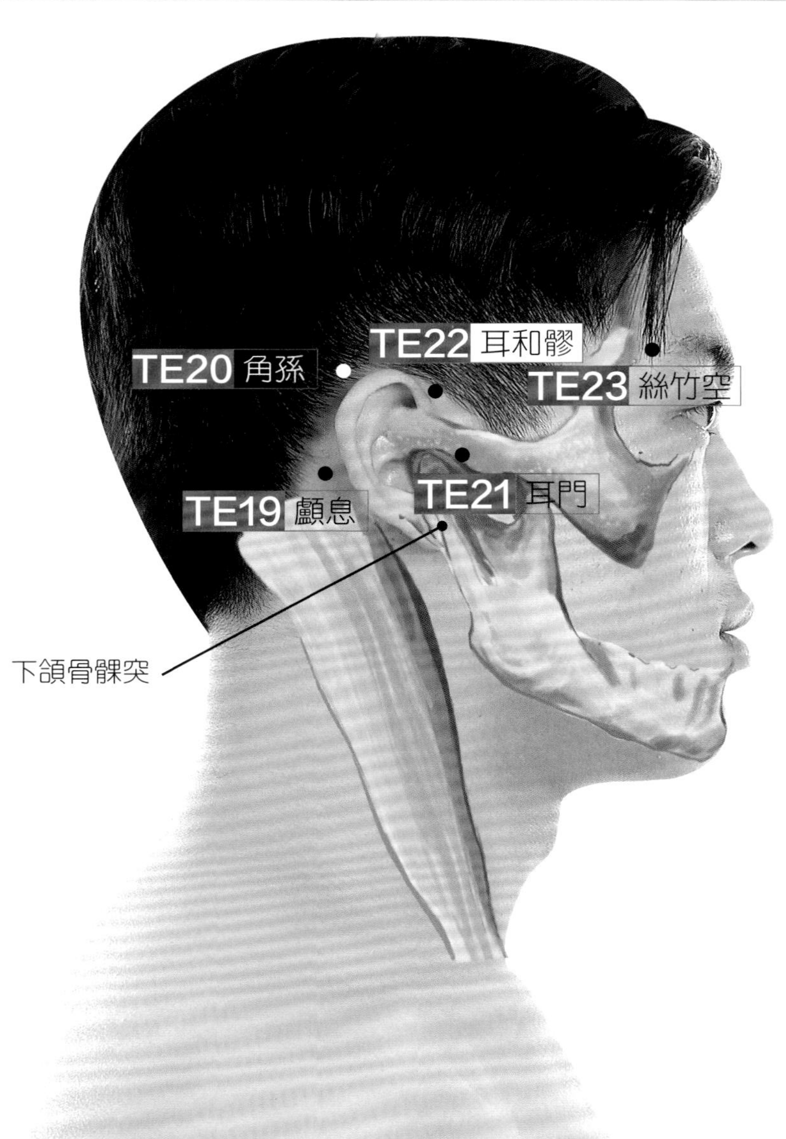

TE16 天牖

位置：在項後，橫平下頜角，胸鎖乳突肌的後緣凹陷中。

快速取穴：乳突後方直下平下頜角的凹陷處即是。

TE17 翳風

位置：在頭部，耳垂後方，乳突下端前方凹陷中。

快速取穴：頭偏向一側，將耳垂下壓，所覆蓋範圍中的凹陷處即是。

TE18 瘈脈

位置：在頭部，角孫至翳風沿耳輪弧形連線的上2/3與下1/3交點處。

快速取穴：沿翳風（見本頁）和角孫（見本頁）做耳輪連線，連線的上2/3與下1/3交點處。

TE19 顱息

位置：在頭部，角孫至翳風沿耳輪弧形連線的上1/3與下2/3交點處。

快速取穴：先找到翳風（見本頁）和角孫（見本頁），二者之間做耳輪連線，連線的上1/3與下2/3交點處即是。

TE20 角孫

位置：在側頭部，耳尖正對髮際處。

快速取穴：在頭部，將耳廓摺疊向前，找到耳尖，耳尖直上入髮際處即是。

TE21 耳門

位置：在耳前，耳屏上切跡與下頜骨髁突之間的凹陷中。

快速取穴：耳屏上緣的前方，張口有凹陷處即是。

TE22 耳和髎

位置：在頭部，鬢髮後緣，耳廓根的前方，顳淺動脈的後緣。

快速取穴：在頭側部，鬢髮後緣作垂直線，耳廓根部作水平線，二者交點處即是。

TE23 絲竹空

位置：在面部，眉梢凹陷中。

快速取穴：在面部，眉毛外側緣眉梢凹陷處。

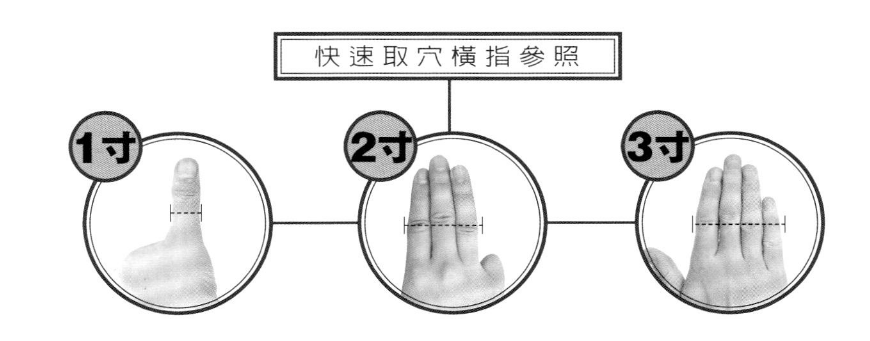

十一　足少陽膽經

足少陽膽經在目外眥與手少陽三焦經銜接，聯繫的器官有目、耳，所屬的臟腑為膽，絡肝，在足大趾甲後與足厥陰肝經相接。膽經貫穿全身上下，上至頭面部，中到肩胸肚腹，下至足部，身體幾乎所有的問題都能通過此經解決。所以膽經是眾人喜愛的明星經脈。

穴位歌訣

足少陽起瞳子髎，四十四穴君記牢，
聽會上關頷厭集，懸顱懸釐曲鬢分，
率谷天衝浮白次，竅陰完骨本神交，
陽白臨泣目窗開，正營承靈腦空懷，
風池肩井與淵腋，輒筋日月京門結，
帶脈五樞維道連，居髎環跳風市間，
中瀆陽關陽陵泉，陽交外丘光明宜，
陽輔懸鐘丘墟外，臨泣地五會俠溪，
四趾外端足竅陰，膽經經穴仔細捫。

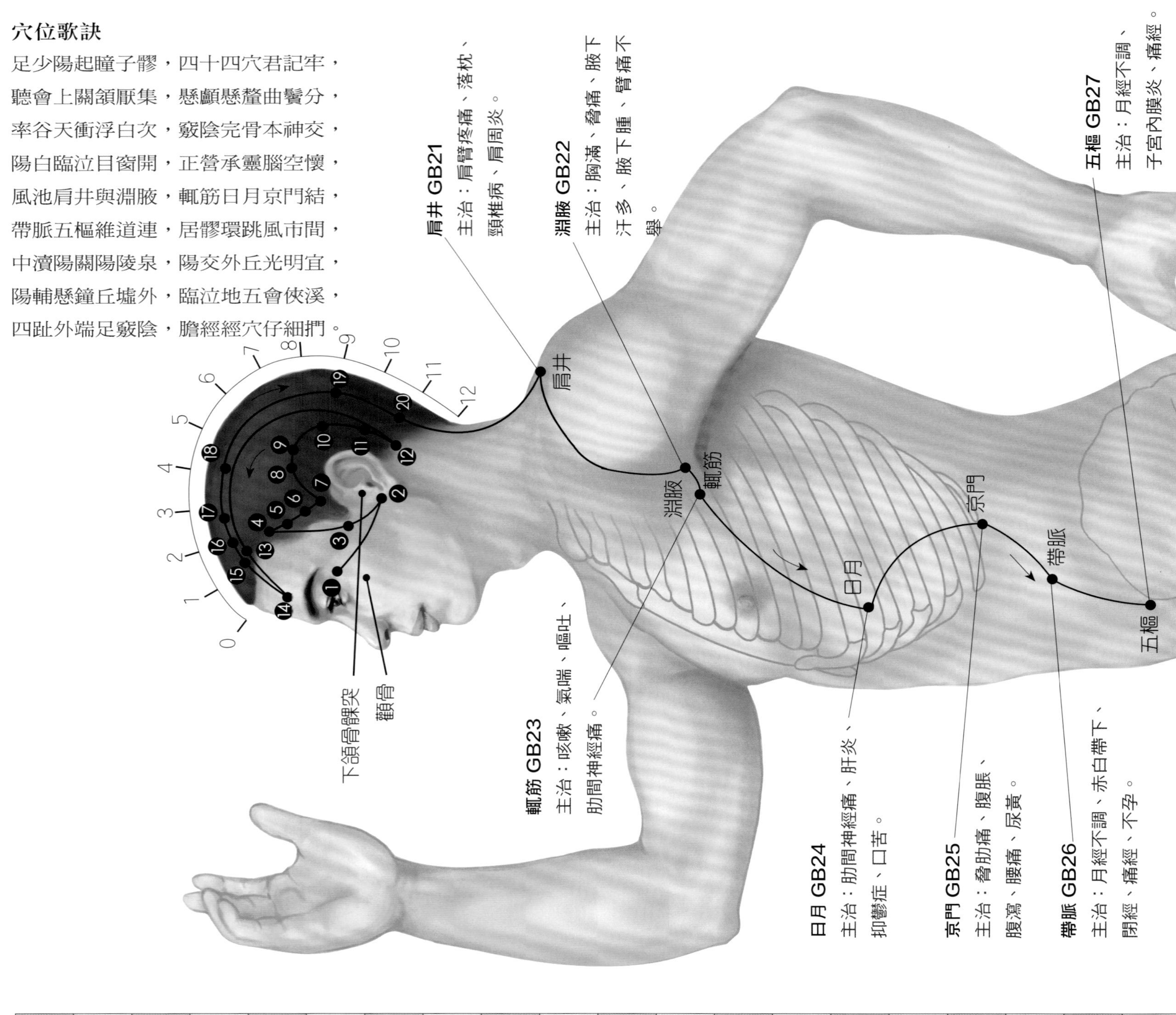

瞳子髎 GB1	主治：目痛、角膜炎、青光眼。
聽會 GB2	主治：頭痛、下頜關節炎、耳鳴、耳聾。
上關 GB3	主治：頭痛、眩暈、偏風、耳鳴、耳聾。
頷厭 GB4	主治：頭痛、眩暈、偏頭痛、頸項痛、耳鳴。
懸顱 GB5	主治：偏頭痛、目外眥紅腫、牙痛。
懸釐 GB6	主治：熱病汗不出、頭痛、眩暈、三叉神經痛。
曲鬢 GB7	主治：頭痛、眩暈、口眼喎斜、牙痛、頰腫。
率谷 GB8	主治：頭痛、眩暈、小兒驚風、胃寒、嘔吐。
天衝 GB9	主治：頭痛、眩暈、癲癇、嘔吐、牙齦腫痛。
浮白 GB10	主治：頭痛、髮白、頸項強痛、胸痛、打嗝。
頭竅陰 GB11	主治：頭痛、眩暈、耳鳴、耳聾、牙痛。
完骨 GB12	主治：頭痛、眩暈、耳鳴、耳聾、失眠。
本神 GB13	主治：頭痛、眩暈、頸項強直、中風、小兒驚風。
陽白 GB14	主治：頭痛、頸項強直、角膜癢痛、近視、面癱。
頭臨泣 GB15	主治：頭痛、目眩、目赤腫痛、耳鳴、耳聾。
目窗 GB16	主治：頭痛、頭暈、小兒驚風、白內障。
正營 GB17	主治：頭痛、頭暈、目痛、眩暈、嘔吐。
承靈 GB18	主治：頭痛、眩暈、目痛、風寒、鼻塞。
腦空 GB19	主治：頭痛、耳聾、癲癇、眩暈、發熱。
風池 GB20	主治：外感發熱、頭痛、眩暈、蕁麻疹。

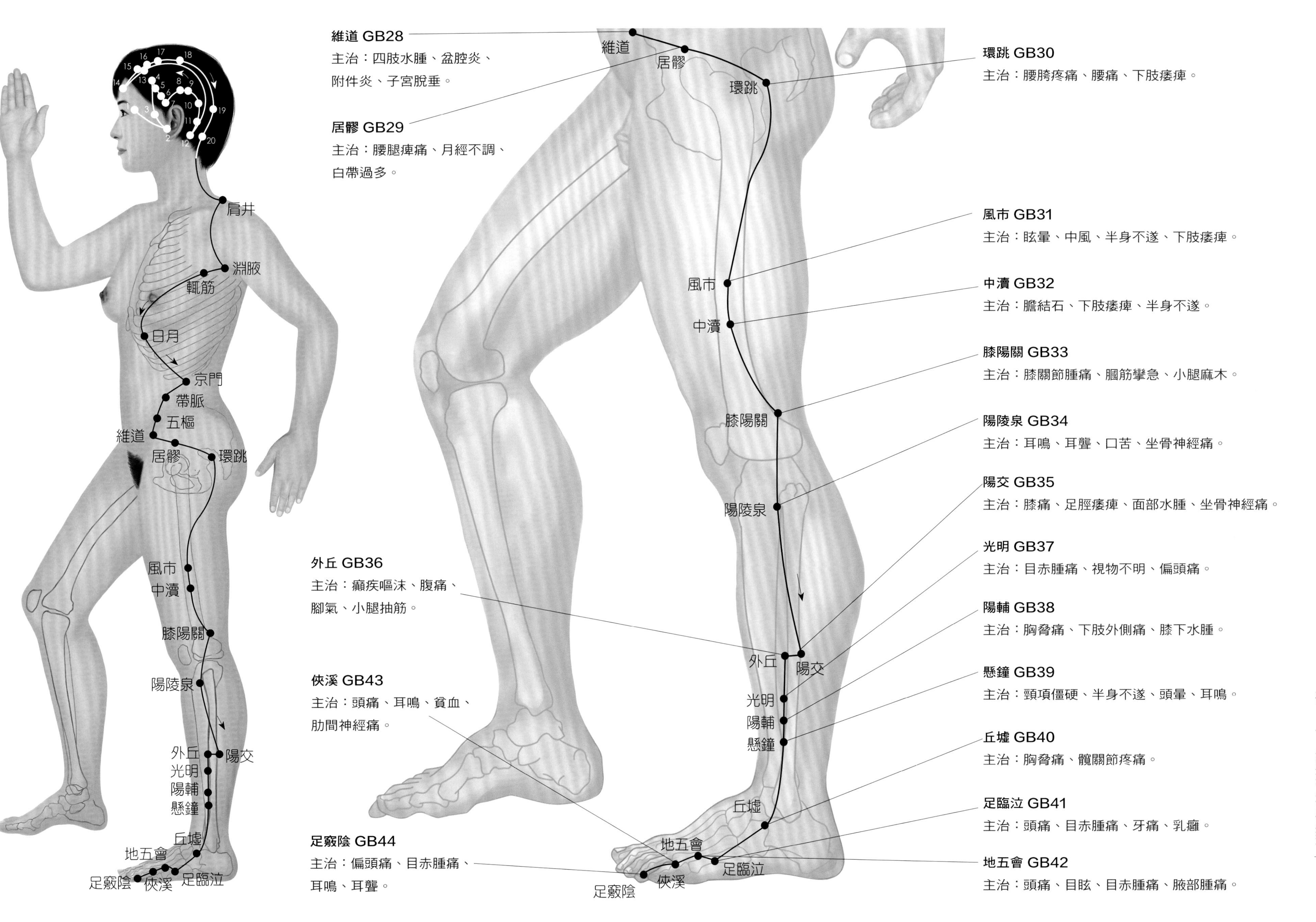

維道 GB28
主治：四肢水腫、盆腔炎、附件炎、子宮脫垂。

居髎 GB29
主治：腰腿痺痛、月經不調、白帶過多。

環跳 GB30
主治：腰胯疼痛、腰痛、下肢痿痺。

風市 GB31
主治：眩暈、中風、半身不遂、下肢痿痺。

中瀆 GB32
主治：膽結石、下肢痿痺、半身不遂。

膝陽關 GB33
主治：膝關節腫痛、膕筋攣急、小腿麻木。

陽陵泉 GB34
主治：耳鳴、耳聾、口苦、坐骨神經痛。

陽交 GB35
主治：膝痛、足脛痿痺、面部水腫、坐骨神經痛。

外丘 GB36
主治：癲疾嘔沫、腹痛、腳氣、小腿抽筋。

光明 GB37
主治：目赤腫痛、視物不明、偏頭痛。

陽輔 GB38
主治：胸脅痛、下肢外側痛、膝下水腫。

懸鐘 GB39
主治：頸項僵硬、半身不遂、頭暈、耳鳴。

丘墟 GB40
主治：胸脅痛、髖關節疼痛。

足臨泣 GB41
主治：頭痛、目赤腫痛、牙痛、乳癰。

地五會 GB42
主治：頭痛、目眩、目赤腫痛、腋部腫痛。

俠溪 GB43
主治：頭痛、耳鳴、貧血、肋間神經痛。

足竅陰 GB44
主治：偏頭痛、目赤腫痛、耳鳴、耳聾。

GB1 瞳子髎

位置：在面部，目外眥外側0.5寸凹陷中。
快速取穴：正坐，目外眥旁，眼眶外側緣處。

GB2 聽會

位置：在面部，耳屏間切跡與下頜骨髁突之間的凹陷中。
快速取穴：正坐，耳屏下緣前方，張口有凹陷處即是。或先取下關，向上推至顴弓上緣的凹陷中即是。

GB3 上關

位置：在面部，顴弓上緣中央凹陷中。
快速取穴：正坐，耳屏往前量2橫指，耳前顴骨弓上側凹陷處即是。

GB4 頷厭

位置：在頭部，從頭維至曲鬢的弧形連線（其弧度與鬢髮弧度相應）的上1/4與下3/4的交點處。
快速取穴：先找到頭維（見14頁）和曲鬢（見本頁），兩穴連線的上1/4處即是。

GB5 懸顱

位置：頭維至曲鬢的弧形連線（其弧度與鬢髮弧度相應）的中點處。
快速取穴：先找到頭維（見14頁）和曲鬢（見本頁），兩穴連線的中點處即是。

GB6 懸釐

位置：在頭部，從頭維至曲鬢的弧形連線（其弧度與鬢髮弧度相應）的上3/4與下1/4的交點處。
快速取穴：先找到頭維（見14頁）和曲鬢（見本頁），兩穴連線的下1/4處即是。

GB7 曲鬢

位置：鬢角髮際後緣與耳尖水平線的交點處。
快速取穴：在耳前鬢角髮際後緣作垂直線，與耳尖水平線相交處即是。

GB8 率谷

位置：在頭部，耳尖直上入髮際1.5寸。
快速取穴：角孫（見41頁）直上2橫指處。

GB9 天衝

位置：在頭部，耳根後緣直上，入髮際2寸。
快速取穴：耳根後緣，直上入髮際3橫指處即是。

GB10 浮白

位置：在頭部，耳後乳突的後上方，天衝（見本頁）與完骨（見本頁）弧形連線（其弧度與鬢髮弧度相應）的上1/3與下2/3交點處。
快速取穴：先找到天衝和完骨，二者弧形連線上1/3處即是。

GB11 頭竅陰

位置：在頭部，當天衝與完骨的弧形連線（其弧度與耳廓弧度相應）的上2/3與下1/3交點處。
快速取穴：先找到天衝（見本頁）和完骨（見本頁），二者弧形連線下1/3處即是。

GB12 完骨

位置：耳後乳突的後下方凹陷中。
快速取穴：耳後明顯突起，其下方凹陷處即是。

GB13 本神

位置：前髮際上0.5寸，頭正中線旁開3寸。
快速取穴：正坐，從外眼角直上入髮際半橫指，按壓有痠痛感處即是。

GB14 陽白

位置：在頭部，眉上1寸，瞳孔直上。
快速取穴：正坐，眼向前平視，自眉中直上1橫指處即是。

GB15 頭臨泣

位置：在頭部，前髮際上0.5寸，瞳孔直上。
快速取穴：正坐，眼向前平視，自眉中直上入髮際半橫指處即是。

GB16 目窗

位置：在頭部，前髮際上1.5寸，瞳孔直上。
快速取穴：眼向前平視，自眉中直上，前髮際直上2橫指處即是。

GB17 正營

位置：在頭部，前髮際上2.5寸，瞳孔直上。
快速取穴：取前髮際到百會（見55頁）的中點作一水平線，再找到目窗（見本頁）作一垂直線，兩線交點處即是。

GB18 承靈

位置：前髮際上4寸，瞳孔直上。
快速取穴：先找到百會（見55頁），向前1橫指作一水平線，再找到目窗（見本頁）作一垂直線，兩線交點處。

GB19 腦空

位置：橫平枕外隆凸的上緣，風池（見本頁）直上。
快速取穴：在後腦勺摸到隆起的最高骨，上緣外約3橫指凹陷處即是。

GB20 風池

位置：枕骨之下，胸鎖乳突肌上端與斜方肌上端之間的凹陷中。
快速取穴：後頭骨下兩條大筋外緣陷窩中，與耳垂齊平處即是。

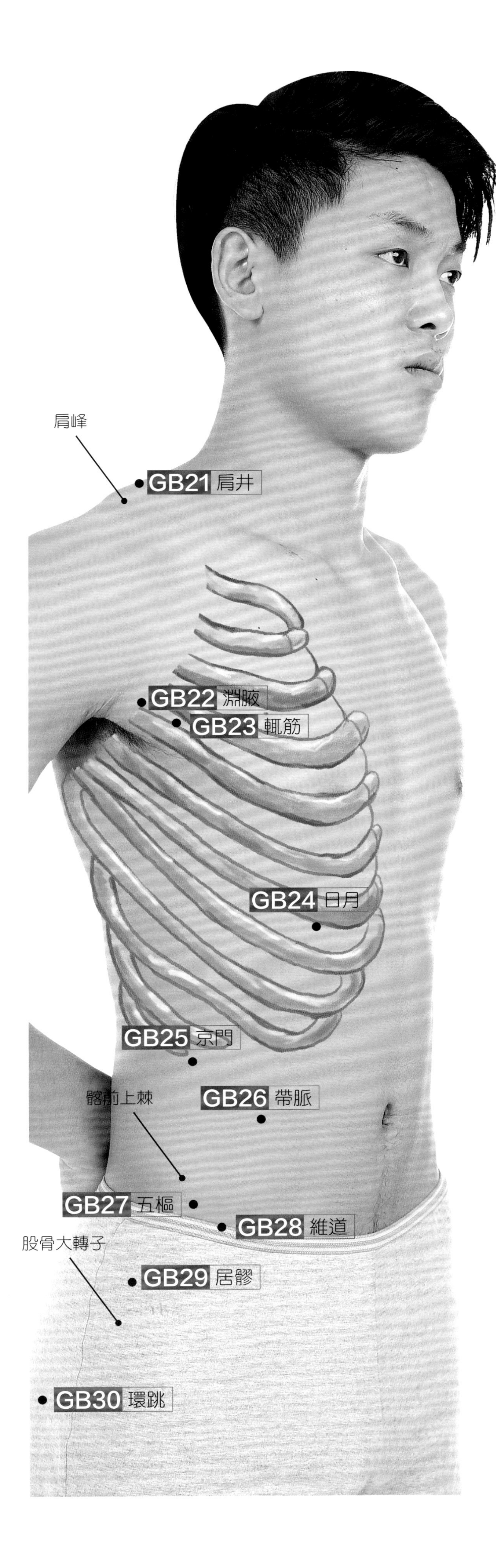

GB21 肩井

位置：在肩胛區，第7頸椎棘突與肩峰最外側點連線的中點。

快速取穴：大椎（見54頁）與鎖骨肩峰端連線中點。

GB22 淵腋

位置：在胸外側，第4肋間隙中，在腋中線上。

快速取穴：正坐舉臂，從腋橫紋水平沿腋中線直下4橫指處即是。

GB23 輒筋

位置：在胸外側，第4肋間隙中，腋中線前1寸。

快速取穴：正坐舉臂，從淵腋（見本頁）向前下量1橫指處即是。

GB24 日月

位置：在胸部，第7肋間隙，前正中線旁開4寸。

快速取穴：自乳頭垂直向下推3個肋間隙，按壓有痠脹感處即是。

GB25 京門

位置：上腹部，第12肋骨游離端下際。

快速取穴：章門（見49頁）後2橫指處即是。

GB26 帶脈

位置：在側腹部，第11肋骨游離端垂線與臍水平線的交點上。

快速取穴：腋中線與肚臍水平線相交處即是。

GB27 五樞

位置：在下腹部，橫平臍下3寸，髂前上棘內側。

快速取穴：從肚臍向下4橫指處做水平線，與髂前上棘相交處即是。

GB28 維道

位置：在下腹部，髂前上棘內下0.5寸。

快速取穴：先找到五樞（見本頁），其前下半橫指處即是。

GB29 居髎

位置：在臀區，髂前上棘與股骨大轉子最凸點連線的中點處。

快速取穴：髂前上棘是側腹隆起的骨性標誌，股骨大轉子是髖部最隆起處，二者連線中點即是。

GB30 環跳

位置：股骨大轉子最凸點與骶管裂孔連線上的外1/3與內2/3交點處。

快速取穴：側臥上腿彎曲，拇指橫紋按在股骨大轉頭上，拇指指向脊柱，指尖所在凹陷處即是。

GB31 風市

位置：在大腿外側中線上，當臀下橫紋與膕橫紋之間中點處。
快速取穴：直立垂手，手掌併攏伸直，中指指尖處即是。

GB32 中瀆

位置：膕橫紋上5寸，髂脛束後緣。
快速取穴：先找到風市（見本頁），直下量3橫指處即是。

GB33 膝陽關

位置：在膝部，股骨外上髁後上緣，股二頭肌腱與髂脛束之間的凹陷中。
快速取穴：陽陵泉（見本頁）直上4橫指處。

GB34 陽陵泉

位置：小腿外側，腓骨頭前下方凹陷中。
快速取穴：屈膝90°，膝關節外下方，腓骨小頭前下方凹陷處即是。

GB35 陽交

位置：在小腿外側，外踝尖上7寸，腓骨後緣。
快速取穴：膕橫紋頭與外踝尖（見57頁）連線上，中點向下1橫指，腓骨後緣處即是。

GB36 外丘

位置：在小腿外側，外踝尖上7寸，腓骨前緣。
快速取穴：膕橫紋頭與外踝尖（見57頁）連線中點向下1橫指，腓骨前緣處即是。

GB37 光明

位置：在小腿外側，外踝尖（見57頁）上5寸，腓骨前緣。
快速取穴：先找到外丘，沿腓骨前緣向下3橫指處即是。

GB38 陽輔

位置：在小腿外側，外踝尖（見57頁）上4寸，腓骨前緣。
快速取穴：膕橫紋頭與外踝尖連線的下1/4，腓骨前緣。

GB39 懸鐘

位置：在小腿外側，外踝尖（見57頁）上3寸，腓骨前緣。
快速取穴：外踝尖直上4橫指處，腓骨前緣處即是。

GB40 丘墟

位置：在踝部，外踝的前下方，趾長伸肌腱的外側凹陷中。
快速取穴：腳掌用力背伸，足背可見明顯趾長伸肌腱，其外側、足外踝前下方凹陷處即是。

GB41 足臨泣

位置：第4、5跖骨底結合部的前方，5趾長伸肌腱外側凹陷中。
快速取穴：坐位，小趾向上翹起，小趾長伸肌腱外側凹陷中，按壓有痠脹感處即是。

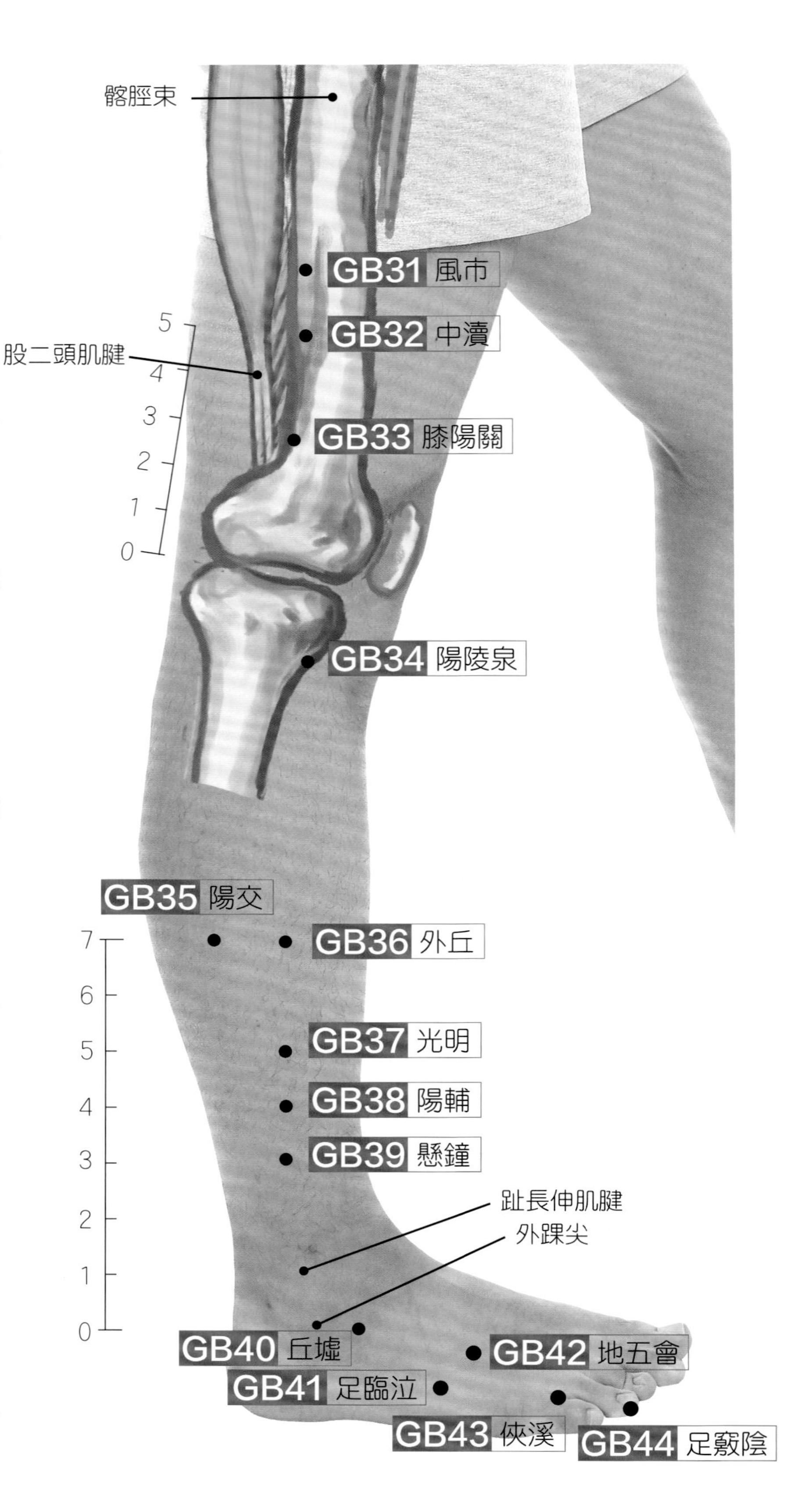

GB42 地五會

位置：第4、5跖骨間，第4跖趾關節近端凹陷中。
快速取穴：小趾向上翹起，小趾長伸肌腱內側緣處。

GB43 俠溪

位置：第4、5趾間，趾蹼緣後方赤白肉際處。
快速取穴：坐位，在足背部第4、5趾之間連接處的縫紋頭處即是。

GB44 足竅陰

位置：第4趾末節外側，趾甲根角側後方0.1寸。
快速取穴：坐位，第4趾趾甲外側緣與下緣各作一垂線，其交點處。

十二　足厥陰肝經

足厥陰肝經在足大趾趾甲後與足少陽膽經銜接，聯繫的器官有陰器、目系、喉嚨之後、頏顙（咽上上齶與鼻相通的部位）、唇內、胃、肺，所屬的臟腑為肝，絡膽，在肺中與手太陰肺經相接。肝和人的情緒緊密相連，肝經出現壓抑或者其他問題，人的情緒就會煩躁、低落，與之相聯的臟器功能就不能得到很好的發揮，進而影響全身健康。

穴位歌訣

足厥陰經十四穴，首穴大敦末期門，
前陰生殖腸膽病，氣血五臟治最靈，
大敦大趾外甲角，行間兩趾縫中討，
太衝關節後凹陷，中封踝前腱內間，
蠡溝脛中踝上五，中都踝上七寸呼，
膝關陰陵後一寸，曲泉股骨內髁後，
陰包肌間膝上四，五里氣下三寸司，
陰廉氣下二寸中，急脈二五動脈動，
章門十一肋下端，期門乳下二肋全。

期門 LR14
主治：乳房脹痛、肋間神經痛、肝炎。

章門 LR13
主治：腹痛、腹脹、口乾、口苦、嘔吐。

急脈 LR12
主治：小腹痛、疝氣、陰莖痛。

陰廉 LR11
主治：月經不調、小腹疼痛、下肢痙攣。

足五里 LR10
主治：腹脹、小便不通、陰囊濕癢、風癆。

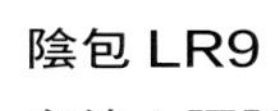

陰包 LR9
主治：腰骶痛、小便難。

曲泉 LR8
主治：月經不調、乳腺增生。

膝關 LR7
主治：膝髕腫痛。

中都 LR6
主治：疝氣、痢疾。

蠡溝 LR5
主治：疝氣、陰痛。

中封 LR4
主治：內踝腫痛、足冷、小腹痛、嗌乾。

太衝 LR3
主治：失眠、頭痛、腰痛、全身脹痛。

大敦 LR1
主治：閉經、崩漏、遺尿、月經過多。

行間 LR2
主治：目赤、頭痛、高血壓、陽痿、痛經。

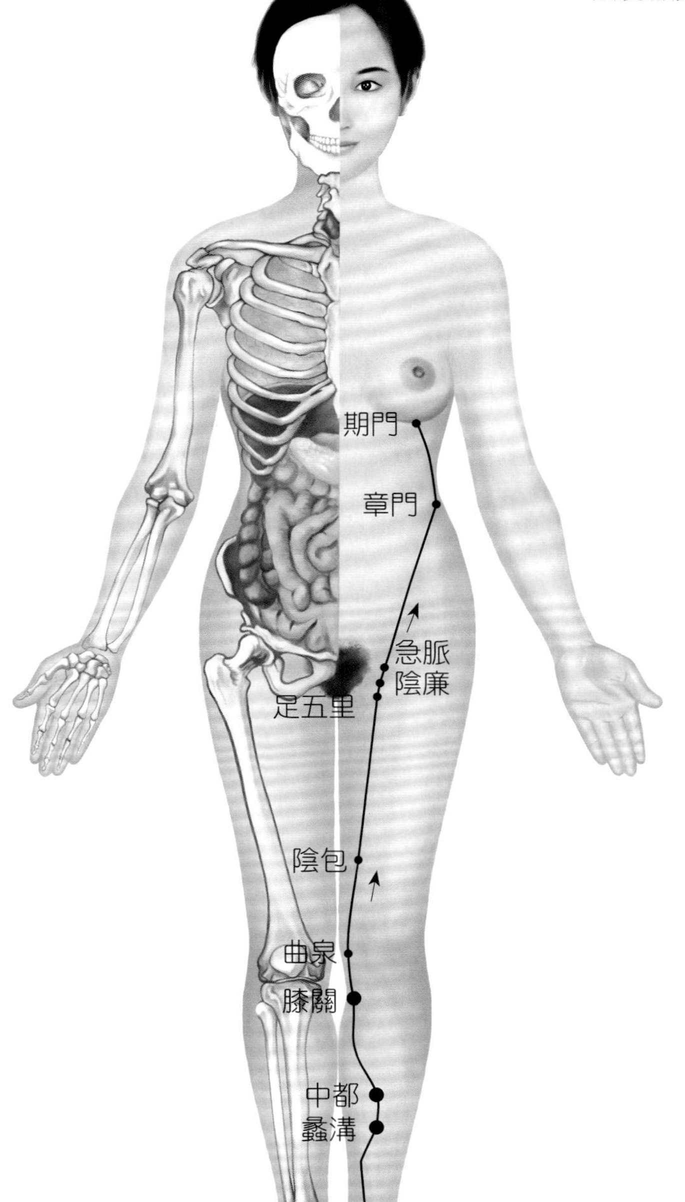

LR1 大敦

位置：在足趾，大趾末節外側，趾甲根角側後方0.1寸。

快速取穴：坐位，大趾趾甲外側緣與下緣各作一垂線，其交點處即是。

LR2 行間

位置：在足背，第1、2趾間，趾蹼緣後方赤白肉際處。

快速取穴：在足背部第1、2兩趾之間連接處的縫紋頭處即是。

LR3 太衝

位置：在足背，當第1、2跖骨間，跖骨底結合部前方凹陷中。

快速取穴：沿第1、2趾間橫紋向足背上推，感覺到有一凹陷處。

LR4 中封

位置：在內踝前，脛骨前肌腱的內側緣凹陷處。

快速取穴：趾上翹，足背可見一大筋，其內側、足內踝前下方凹陷處。

LR5 蠡溝

位置：內踝尖上5寸，脛骨內側面的中央。

快速取穴：內踝尖（見57頁）垂直向上7橫指，脛骨內側凹陷處即是。

LR6 中都

位置：蠡溝（見本頁）上2寸。

快速取穴：坐位，內踝尖（見57頁）與陰陵泉（見19頁）連線之中點上半橫指處即是。

LR7 膝關

位置：在膝部，脛骨內側髁的下方，陰陵泉（見19頁）後1寸。

快速取穴：陰陵泉後1橫指，可觸及一凹陷處即是。

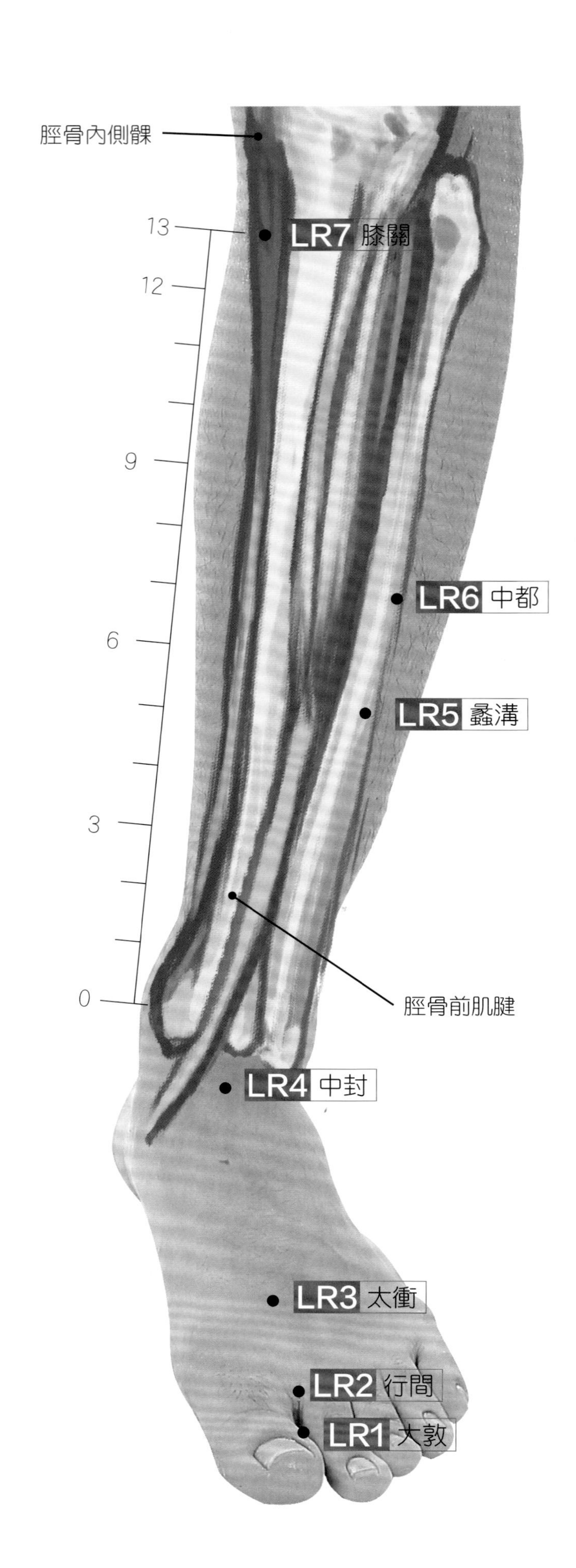

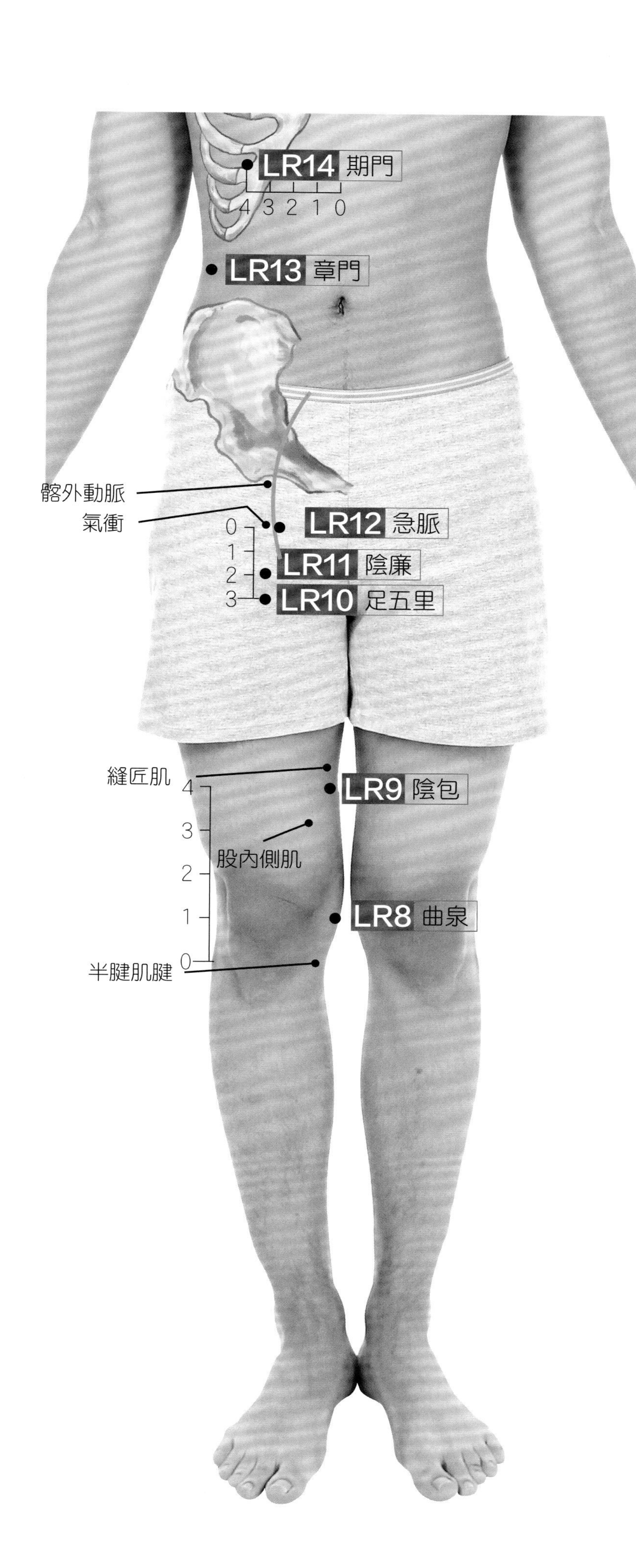

LR8 曲泉

位置：在膝部，膕橫紋內側端，半腱肌腱內緣凹陷中。

快速取穴：膝內側，屈膝時可見膝關節內側面橫紋端，其橫紋頭凹陷處。

LR9 陰包

位置：在股前區，髕底上4寸，股內肌與縫匠肌之間。

快速取穴：大腿內側，膝蓋內側上端的骨性標誌，直上6橫指處即是。

LR10 足五里

位置：在股前側，氣衝直下3寸，動脈搏動處。

快速取穴：氣衝（見16頁）直下4橫指處即是。

LR11 陰廉

位置：在股前側，氣衝（見16頁）直下2寸。

快速取穴：氣衝直下3橫指處即是。

LR12 急脈

位置：在腹股溝區，橫平恥骨聯合上緣，前正中線旁開2.5寸處。

快速取穴：腹股溝動脈搏動處即是。

LR13 章門

位置：側腹部，第11肋游離端的下際。

快速取穴：正坐，屈肘合腋，肘尖所指處，按壓有痠脹感處即是。

LR14 期門

位置：第6肋間隙，正中線旁開4寸。

快速取穴：自乳頭垂直向下推2個肋間隙，按壓有痠脹感處即是。

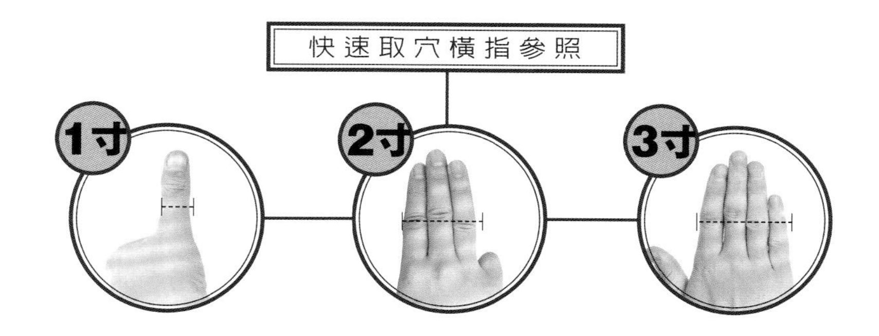

十三　任脈

任脈起於胞中，其主幹行於前正中線，按十四經流注與督脈銜接，交於手太陰肺經。聯繫的臟腑器官主要有胞中（包含丹田、下焦、肝、膽、腎、膀胱）、咽喉、唇口、目。任脈運行的路線和人體的生殖系統相對應，從會陰出來，沿著腹部和胸部正中線上行，與女子經、帶、胎、產等關係密切，是女性一生的保護神。

穴位歌訣

任脈經穴二十四，起於會陰承漿停，
強壯為主次分段，泌尿生殖作用宏，
會陰二陰中間取，曲骨恥骨聯合從，
中極關元石門穴，每穴相距一寸均，
氣海臍下一寸半，臍下一寸陰交明，
肚臍中央名神闕，臍上諸穴一寸勻，
水分下脘與建里，中脘上脘巨闕行，
鳩尾歧骨下一寸，中庭胸劍聯合中，
膻中正在兩乳間，玉堂紫宮華蓋重，
再上一肋璇璣穴，胸骨上緣天突通，
廉泉頷下舌骨上，承漿唇下宛宛中。

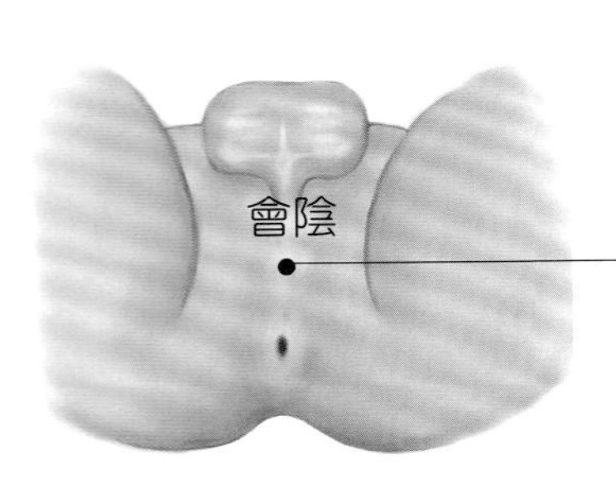

會陰 CV1
主治：陰癢、陰痛、便秘、閉經、昏迷。

廉泉 CV23
主治：舌下腫痛、舌強不語、口舌生瘡。

承漿 CV24
主治：中風昏迷、口眼喎斜、流涎、牙關緊閉。

璇璣 CV21
主治：咳嗽、氣喘、胸脅支滿、胸痛。

天突 CV22
主治：哮喘、咳嗽、咯吐膿血、暴瘖。

紫宮 CV19
主治：咳嗽、氣喘、胸脅支滿、胸痛。

華蓋 CV20
主治：咳嗽、氣喘、咽喉腫痛、胸脅支滿。

膻中 CV17
主治：胸悶、氣短、氣管炎、咳喘、嘔吐。

玉堂 CV18
主治：咳嗽、胸痛、嘔吐、哮喘、氣短喘息。

鳩尾 CV15
主治：咽喉腫痛、偏頭痛、哮喘、嘔吐。

中庭 CV16
主治：心痛、胸滿、噎膈、嘔吐、小兒吐乳。

上脘 CV13
主治：胃痛、嘔吐、打嗝、納呆、痢疾。

巨闕 CV14
主治：胃痛、心痛、腹脹、腳氣、急性腸胃炎。

建里 CV11
主治：胃痛、嘔吐、食欲不振、腸中徹痛。

中脘 CV12
主治：胃痛、小兒厭食、嘔吐、高血壓、急性腸胃炎、脂肪肝。

水分 CV9
主治：水腫、腹瀉、腹痛、繞臍痛、腸鳴。

下脘 CV10
主治：胃痛、腹痛、腹脹、嘔吐、打嗝、腹瀉。

關元 CV4
主治：虛胖水腫、月經不調、痛經、遺精、陽痿、不孕不育、小兒發熱、白帶過多、腸胃疾病、脂肪肝。

神闕 CV8
主治：腹瀉、腹脹、月經不調、崩漏、遺精、不孕、小兒腹瀉。

陰交 CV7
主治：陰部多汗濕癢、月經不調、血崩、帶下。

氣海 CV6
主治：小腹疾病、腸胃疾病、虛證、遺精。

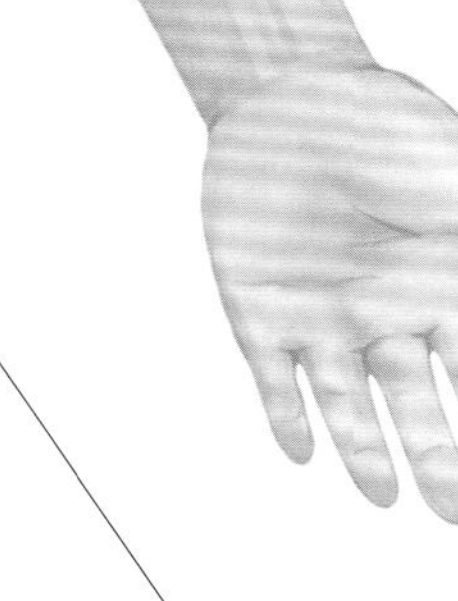

石門 CV5
主治：閉經、帶下、小腹絞痛、水腫。

中極 CV3
主治：尿頻、遺精、月經不調、痛經、前列腺炎、夜尿症。

曲骨 CV2
主治：遺精、陽痿、前列腺炎、月經不調。

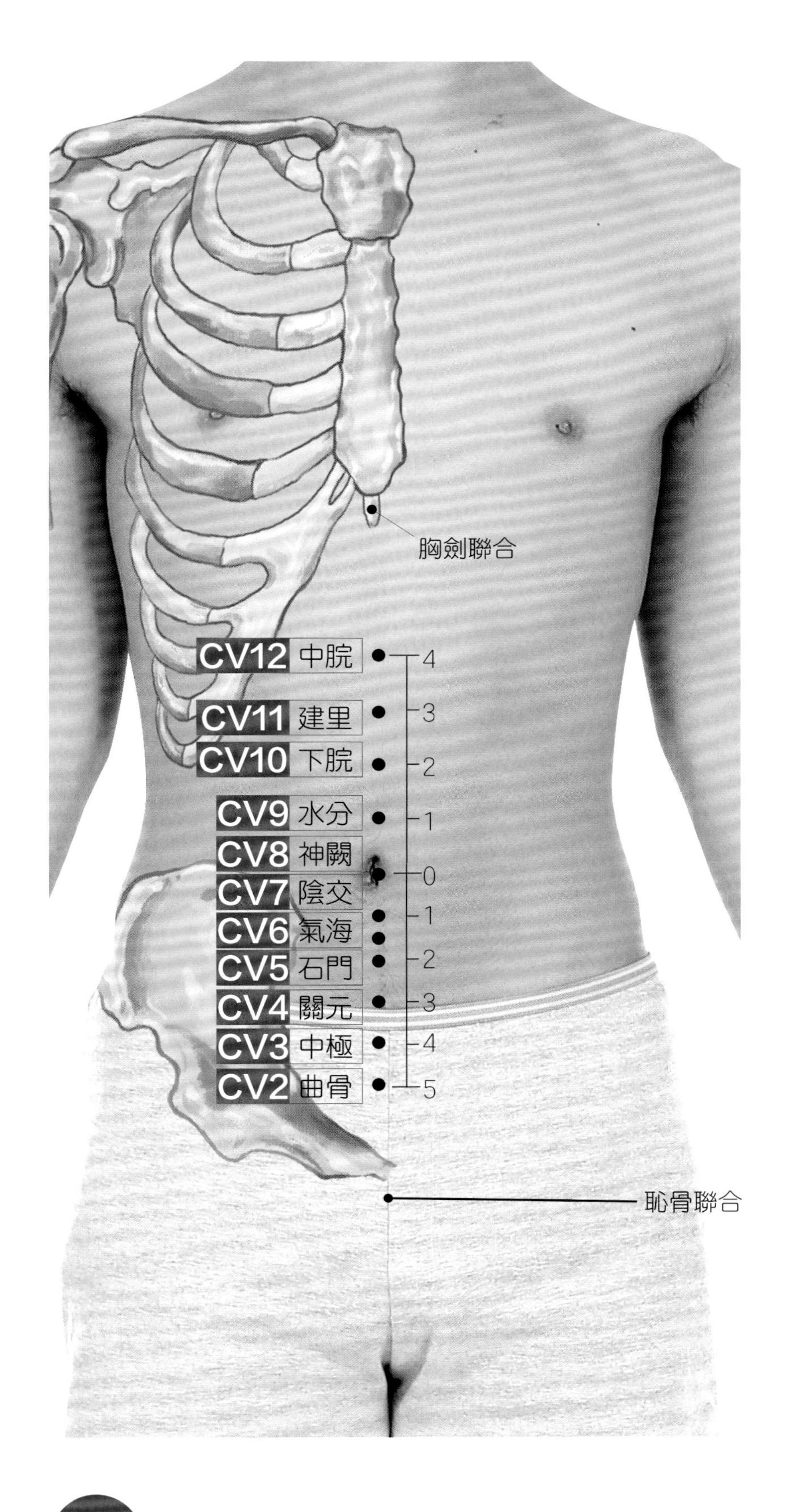

CV10 下脘

位置：臍中上2寸，前正中線上。
快速取穴：在上腹部，正中線上，肚臍中央向上3橫指處即是。

CV11 建里

位置：在上腹部，臍中上3寸，前正中線上。
快速取穴：在上腹部，正中線上，肚臍中央向上4橫指處即是。

CV12 中脘

位置：在上腹部，臍中上4寸，前正中線上。
快速取穴：在上腹部，肚臍與胸劍聯合連線的中點處。

CV1 會陰

位置：在會陰部。男性在陰囊根部與肛門連線的中點，女性在大陰唇後聯合與肛門連線的中點。
快速取穴：會陰部，兩陰連線中點。

CV2 曲骨

位置：恥骨聯合上緣，前正中線上。
快速取穴：正中線上，從下腹部向下摸到一橫著走行的骨性標誌上緣。

CV3 中極

位置：臍中下4寸，前正中線上。
快速取穴：正中線上，恥骨聯合上緣1橫指處即是。

CV4 關元

位置：在下腹部，臍中下3寸，前正中線上。
快速取穴：在下腹部，正中線上，肚臍中央向下4橫指處即是。

CV5 石門

位置：在下腹部，當臍中下2寸，前正中線上。
快速取穴：在下腹部，正中線上，肚臍中央向下3橫指處即是。

CV6 氣海

位置：在下腹部，臍中下1.5寸，前正中線上。
快速取穴：正中線上，肚臍中央向下與關元之間的中點處即是。

CV7 陰交

位置：在下腹部，臍中下1寸，前正中線上。
快速取穴：在下腹部，正中線上，肚臍中央向下1橫指處即是。

CV8 神闕

位置：在臍區，臍中央。
快速取穴：在臍區，肚臍中央即是。

CV9 水分

位置：臍中上1寸，前正中線上。
快速取穴：在上腹部，肚臍中央向上1橫指處。

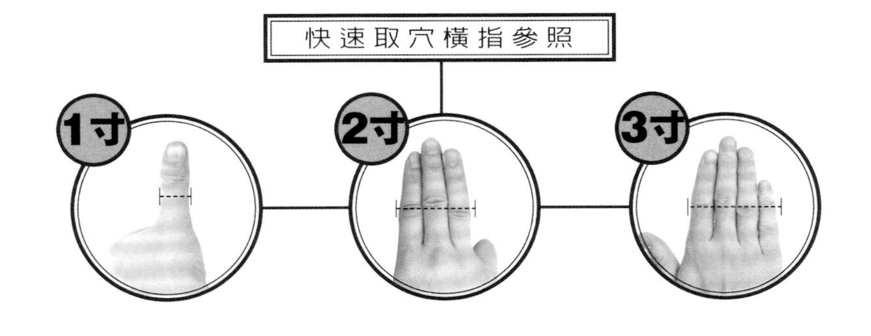

CV13 上脘

位置：在上腹部，臍中上5寸，前正中線上。
快速取穴：中脘（見51頁）上1橫指處。

CV14 巨闕

位置：在上腹部，臍中上6寸，前正中線上。
快速取穴：在上腹部，正中線上，中脘（見51頁）與胸劍聯合之間的中點處即是。

CV15 鳩尾

位置：在上腹部，胸劍聯合部下1寸，前正中線上。
快速取穴：從胸劍聯合部沿前正中線直下1橫指處即是。

CV16 中庭

位置：在胸部，胸劍聯合中點處，前正中線上。
快速取穴：在胸部，由鎖骨往下數第5肋間，平第5肋間，當前正中線上即是。

CV17 膻中

位置：橫平第4肋間隙，前正中線上。
快速取穴：在胸部，由鎖骨往下數第4肋間，平第4肋間，當前正中線上即是。

CV18 玉堂

位置：橫平第3肋間隙，前正中線上。
快速取穴：在胸部，由鎖骨往下數第3肋間，平第3肋間，當前正中線上即是。

CV19 紫宮

位置：橫平第2肋間隙，前正中線上。
快速取穴：在胸部，由鎖骨往下數第2肋間，平第2肋間，當前正中線上即是。

CV20 華蓋

位置：橫平第1肋間隙，前正中線上。
快速取穴：在胸部，由鎖骨往下數第1肋間，平第1肋間，當前正中線上即是。

CV21 璇璣

位置：胸骨上窩下1寸，前正中線上。
快速取穴：仰臥，從天突（見本頁）沿前正中線向下1橫指處即是。

CV22 天突

位置：在頸前區，胸骨上窩中央，前正中線上。
快速取穴：仰臥，由喉結直下可摸到一凹窩，中央處即是。

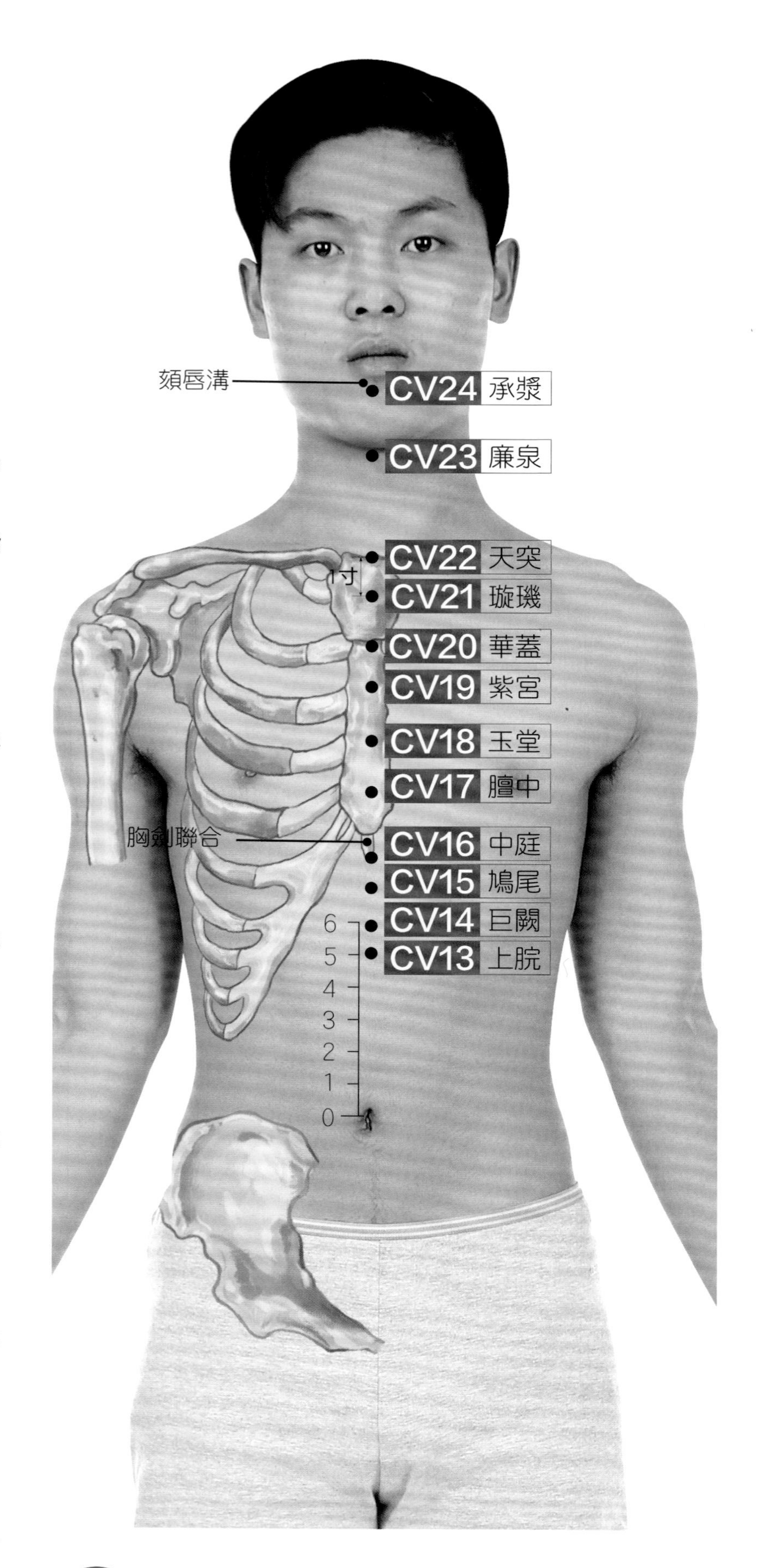

CV23 廉泉

位置：在頸前區，喉結上方，舌骨上緣凹陷中，前正中線上。
快速取穴：仰坐，從下巴沿頸前正中線向下推，喉結上方可觸及舌骨體，上緣中點處即是。

CV24 承漿

位置：在面部，頦唇溝的正中凹陷處。
快速取穴：正坐仰靠，頦唇溝正中按壓有凹陷處即是。

十四 督脈

督脈主幹行於身後正中線。按十四經流注與足厥陰肝經銜接，交於任脈。聯繫的器官主要有胞中（包含丹田、下焦、肝、膽、腎、膀胱）、心、腦、喉、目。督脈運行於人體後背，取其在背後監督的意思。它總管一身的陽氣，對於頭痛腦熱以及陽虛導致的各種症狀都有極好的調治作用，所以，督脈可說是調節陽經氣血的總督。

穴位歌訣

督脈經穴二十九，起長強止齦交上，
腦病為主次分段，急救熱病及肛腸，
尾骨之端是長強，骶管裂孔取腰俞，
十六陽關平髖量，命門十四三懸樞，
十一椎下脊中藏，十椎中樞九筋縮，
七椎之下乃至陽，六靈臺五神道穴，
三椎之下身柱藏，陶道一椎之下取，
大椎就在一椎上，啞門入髮五分處，
風府一寸宛中當，粗隆上緣尋腦戶，
強間戶上寸半量，後頂再上一寸半，
百會七寸頂中央，前頂囟會距寸五，
上星入髮一寸量，神庭五分入髮際，
素髎鼻尖準頭鄉，水溝人中溝上取，
兌端唇上尖端藏，齦交上唇繫帶底。

注①：印堂穴原為經外奇穴，2006年9日18日國家標準GB/T123456-2006（代替GB123456-1990）中將印堂穴歸為督脈，是一個重要事件，此變動將經穴數量由361個增加至362個。這屬於《素問・氣穴論》的發展，暗示氣穴365以應一歲。

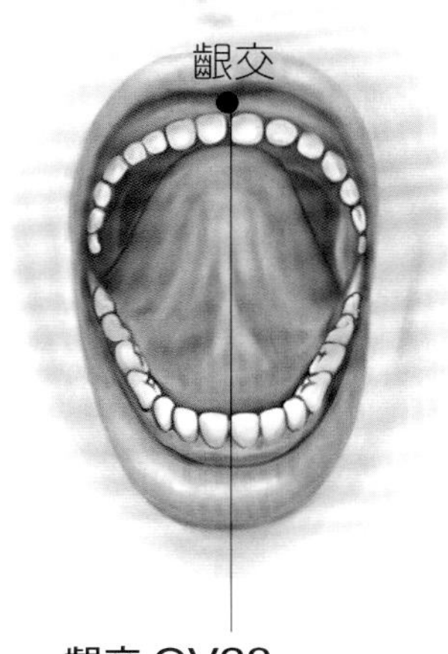

齦交 GV28
主治：小兒面瘡、鼻塞、鼻息肉、癲狂、心煩。

印堂 GV29
主治：失眠、頭痛、眩暈、過敏性鼻炎、三叉神經痛。

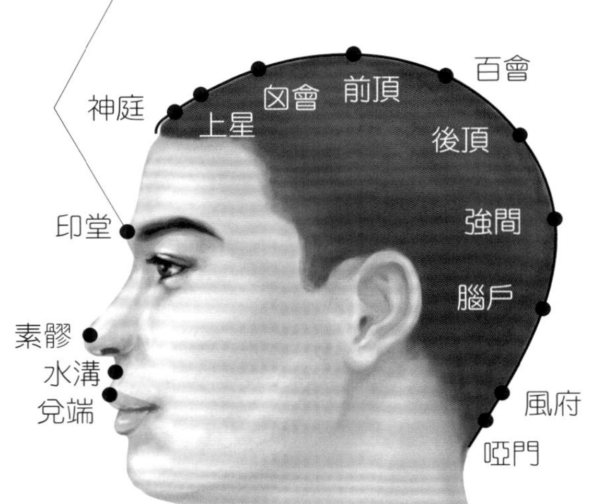

大椎 GV14
主治：感冒發熱、手足怕冷、頸椎病。

陶道 GV13
主治：頭痛、目眩、閉經、蕁麻疹、精神病。

身柱 GV12
主治：咳嗽、氣喘、腰脊強痛、神經衰弱。

神道 GV11
主治：失眠、肩背痛、小兒驚風、咳嗽。

靈臺 GV10
主治：咳嗽、氣喘、頸項僵硬、背痛、憂鬱。

至陽 GV9
主治：胃痛、胸脅脹痛、黃疸、腰背疼痛。

筋縮 GV8
主治：抽搐、脊強、四肢不收、筋攣拘急。

中樞 GV7
主治：嘔吐、腹滿、胃痛、食欲不振。

脊中 GV6
主治：腹瀉、反胃、吐血、痢疾、痔瘡。

懸樞 GV5
主治：遺精、陽痿、不孕、腰脊強痛。

命門 GV4
主治：遺精、陽痿、不孕、腰脊強痛、下肢痿痺。

腰陽關 GV3
主治：腰骶痛、下肢痿痺、遺精、陽痿、月經不調。

腰俞 GV2
主治：腹瀉、便秘、痔瘡、尾骶痛。

長強 GV1
主治：腹瀉、痔瘡、女性陰道瘙癢。

穴位	主治
啞門 GV15	主治：舌緩不語、重舌、失語、大腦發育不全。
風府 GV16	主治：感冒、頸項強痛、眩暈、咽喉腫痛。
腦戶 GV17	主治：癲狂、癇證、眩暈、頭重、頭痛。
強間 GV18	主治：頭痛、頸項強不得回顧、目眩。
後頂 GV19	主治：頸項僵硬、頭痛、眩暈、心煩、失眠。
百會 GV20	主治：中風、驚悸、頭痛、頭暈、失眠。
前頂 GV21	主治：癲癇、小兒驚風、頭痛、頭暈。
囟會 GV22	主治：頭痛、鼻塞、目眩、心悸、面腫。
上星 GV23	主治：頭痛、眩暈、目赤腫痛、鼻出血、鼻痛、眼疲勞。
神庭 GV24	主治：失眠、頭暈、目眩、鼻塞、流淚、目赤腫痛。
素髎 GV25	主治：驚風、昏迷、鼻塞、低血壓、休克、小兒驚風。
水溝 GV26	主治：暈厥、中暑、驚風、面腫、腰脊強痛。
兌端 GV27	主治：昏迷、牙痛、齒齦痛、鼻塞。

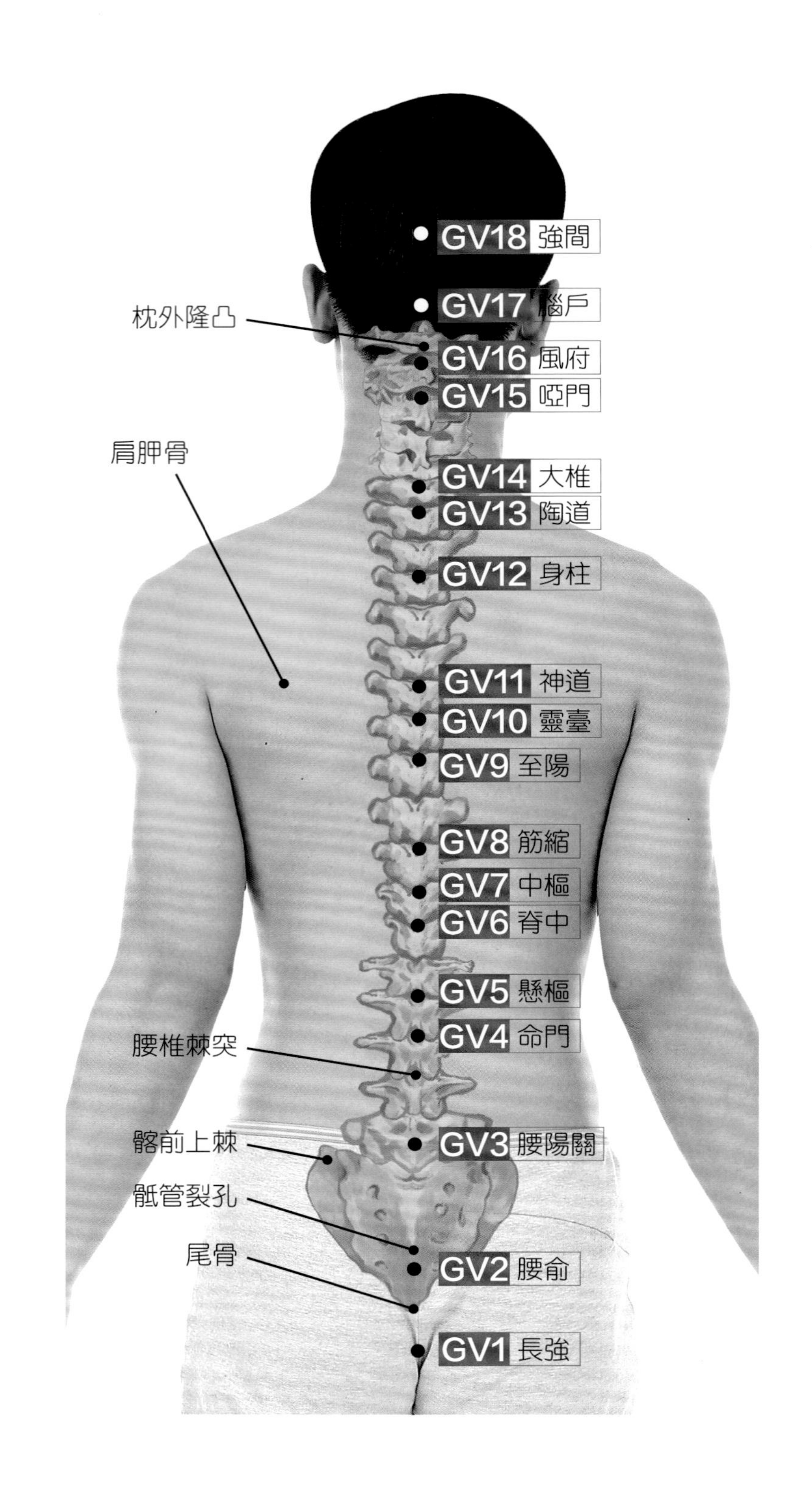

GV1 長強

位置：在尾骨下方，尾骨端與肛門連線的中點處。

快速取穴：仰臥屈膝，在尾骨端下，尾骨端與肛門連線中點處即是。

GV2 腰俞

位置：在骶區，正對骶管裂孔，後正中線上。

快速取穴：俯臥，後正中線上，順著脊柱向下，正對骶管裂孔處即是。

GV3 腰陽關

位置：在腰部脊柱區，第4腰椎棘突下凹陷中，後正中線上。

快速取穴：兩側髂前上棘連線與脊柱交點處，可觸及一凹陷處即是。

GV4 命門

位置：在腰部脊柱區，第2腰椎棘突下凹陷中。

快速取穴：肚臍水平線與後正中線交點，按壓有凹陷處即是。

GV5 懸樞

位置：第1腰椎棘突下凹陷中，後正中線上。

快速取穴：從命門（見本頁）沿後正中線向上推1個椎體，其上緣凹陷處即是。

GV6 脊中

位置：第11胸椎棘突下凹陷中，後正中線上。

快速取穴：兩側肩胛下角連線與後正中線相交處向下推4個椎體，其下緣凹陷處即是。

GV7 中樞

位置：第10胸椎棘突下凹陷中，後正中線上。

快速取穴：脊中（見本頁）向上推1個椎體處。

GV8 筋縮

位置：第9胸椎棘突下凹陷中，後正中線上。

快速取穴：兩側肩胛下角連線與後正中線相交處向下推2個椎體，其下緣凹陷處即是。

GV9 至陽

位置：在背部脊柱區，第7胸椎棘突下凹陷中，後正中線上。

快速取穴：兩側肩胛下角連線與後正中線相交處椎體，其下緣凹陷處即是。

GV10 靈臺

位置：在背部脊柱區，第6胸椎棘突下凹陷中，後正中線上。

快速取穴：至陽（見本頁）向上推1個椎體處。

GV11 神道

位置：在背部脊柱區，第5胸椎棘突下凹陷中，後正中線上。

快速取穴：靈臺（見本頁）向上推1個椎體處。

GV12 身柱

位置：在上背部脊柱區，第3胸椎棘突下凹陷中，後正中線上。

快速取穴：兩側肩胛骨內側角連線與後正中線相交處椎體，其下緣凹陷處即是。

GV13 陶道

位置：在項背部脊柱區，第1胸椎棘突下凹陷中，後正中線上。

快速取穴：大椎（見本頁）向下推1個椎體處。

GV14 大椎

位置：第7頸椎棘突下凹陷中，後正中線上。

快速取穴：低頭，頸背交界椎骨高突處椎體，其下緣凹陷處即是。

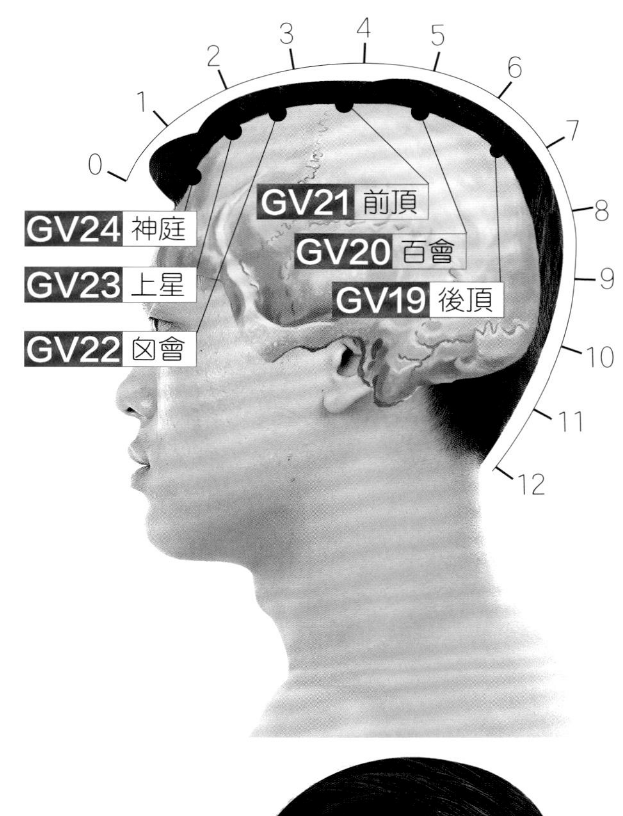

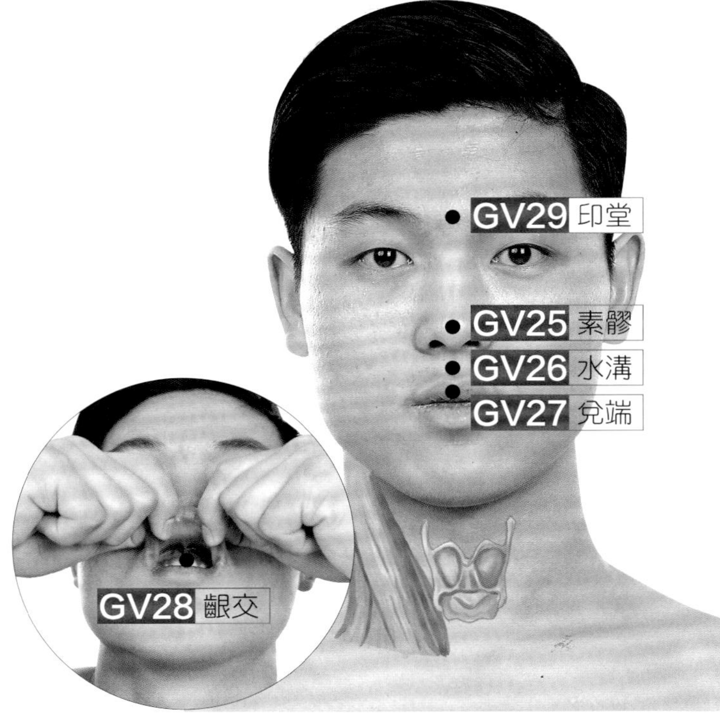

GV25 素髎

位置：在面部，鼻尖的正中央。

快速取穴：正坐或仰臥，面部鼻尖正中央即是。

GV26 水溝

位置：在面部，人中溝的上1/3與中1/3交點處。

快速取穴：仰臥，面部人中溝上1/3處即是。

GV27 兌端

位置：在面部，上唇結節的中點。

快速取穴：仰臥，面部人中溝下端的皮膚與上唇的交界處即是。

GV28 齦交

位置：在上唇內，上唇繫帶與上牙齦的交點。

快速取穴：唇內的正中線上，上唇繫帶與上牙齦相接處即是。

GV29 印堂

位置：在頭部，兩眉毛內側端中間的凹陷中。

快速取穴：兩眉頭連線中點處即是。

GV15 啞門

位置：在項後，第2頸椎棘突上際凹陷中，後正中線上。

快速取穴：沿脊柱向上，入後髮際上半橫指處即是。

GV16 風府

位置：在頸後區，枕外隆突直下，兩側斜方肌之間凹陷中。

快速取穴：沿脊柱向上，入後髮際上1橫指處即是。

GV17 腦戶

位置：枕外隆凸的上緣凹陷中。

快速取穴：正坐或俯臥，在後正中線上，枕外隆凸上緣的凹陷處。

GV18 強間

位置：後髮際正中直上4寸。

快速取穴：百會（見本頁）與風府（見本頁）連線的中點。

GV19 後頂

位置：後髮際正中直上5.5寸。

快速取穴：正坐或俯臥，在後正中線上，前、後髮際之間的中點。

GV20 百會

位置：前髮際正中直上5寸。

快速取穴：正坐，兩耳尖與頭正中線相交處，按壓有凹陷。

GV21 前頂

位置：在頭部正中線上，前髮際正中直上3.5寸。

快速取穴：由百會（見本頁）向前2橫指即是。

GV22 囟會

位置：在頭部，正中線上，前髮際正中直上2寸。

快速取穴：前髮際正中直上3橫指處。

GV23 上星

位置：正中線上，前髮際正中直上1寸。

快速取穴：正坐，前髮際正中直上1橫指處即是。

GV24 神庭

位置：在頭部，正中線上，前髮際正中直上0.5寸。

快速取穴：正坐，從前髮際正中直上半橫指處即是。

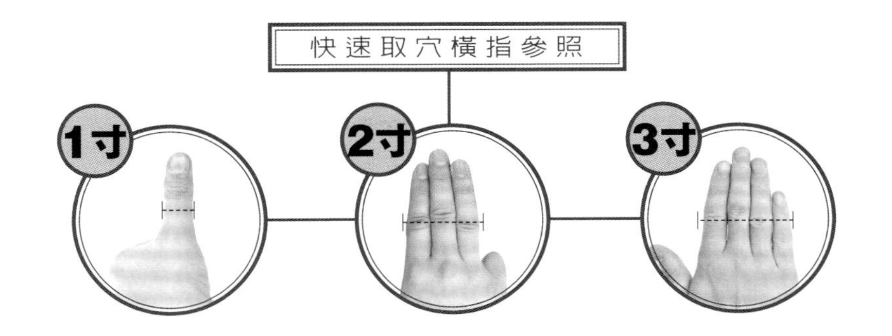

十五　經外奇穴

經外奇穴大多不在經絡上，但它們有特殊的功效，都是在實際治療中取得很好療效的穴位，是前人的實踐總結，是經驗效方。

四神聰 EX-HN1
主治：失眠、健忘、癲癇、頭痛、眩暈。
位置：在頭部，百會前、後、左、右各旁開1寸，共4穴。
快速取穴：先找百會（見55頁），其前後左右穴各量1橫指處即是，共4穴。

當陽 EX-HN2
主治：失眠、健忘、癲癇、頭痛、眩暈。
位置：在頭部，瞳孔直上，前髮際上1寸。
快速取穴：直視前方，沿瞳孔垂直向上，自髮際直上1橫指處即是。

魚腰 EX-HN4
主治：口眼喎斜、目赤腫痛、三叉神經痛、視力模糊、白內障。
位置：在額部，瞳孔直上，眉毛中。
快速取穴：直視前方，從瞳孔直上眉毛中，即是。

太陽 EX-HN5
主治：感冒、失眠、健忘、癲癇、頭痛。
位置：在頭部，眉梢與外目眥之間，向後約1寸的凹陷中。
快速取穴：眉梢與目外眥連線中點向後1橫指，觸及一凹陷處即是。

耳尖 EX-HN6
主治：急性結膜炎、瞼腺炎、沙眼、頭痛。
位置：在耳區，在外耳輪的最高點。
快速取穴：坐位，將耳廓摺向前方，耳廓上方尖端處即是。

球後 EX-HN7
主治：視神經炎、青光眼、斜視、虹膜睫狀體炎。
位置：在面部，眶下緣外1/4與內3/4交界處。
快速取穴：把眼眶下緣分成4等份，外1/4處即是。

上迎香 EX-HN8
主治：過敏性鼻炎、鼻竇炎、鼻出血、嗅覺減退。
位置：在面部，鼻翼軟骨與鼻甲的交界處，近鼻唇溝上端處。
快速取穴：沿鼻側鼻唇溝向上推，上端盡頭凹陷處即是。

內迎香 EX-HN9
主治：頭痛、目赤腫痛、鼻炎、咽喉炎、中暑。
位置：在鼻孔內，當鼻翼軟骨與鼻甲交界的黏膜處。
快速取穴：正坐仰靠，在鼻孔內，當鼻翼軟骨與鼻甲交界的黏膜處。

聚泉 EX-HN10
主治：咳嗽、哮喘、語言障礙、味覺減退。
位置：口腔內，舌背正中縫的中點處。
快速取穴：正坐，張口伸舌，舌背正中縫的中點處即是。

海泉 EX-HN11
主治：口舌生瘡、嘔吐、腹瀉、咽喉炎。
位置：在口腔內，舌下繫帶中點處。
快速取穴：正坐，張口，舌轉卷向後方，舌下繫帶中點處即是。

金津 EX-HN12
主治：口腔炎、咽喉炎、語言障礙、昏迷。
位置：舌下繫帶左側的靜脈上。
快速取穴：舌底，繫帶左側的靜脈上。

玉液 EX-HN13
主治：口腔炎、咽喉炎、語言障礙、昏迷。
位置：舌下繫帶右側的靜脈上。
快速取穴：舌底，繫帶右側的靜脈上。

翳明 EX-HN14
主治：遠視、近視、白內障、青光眼、耳鳴。
位置：在項部，翳風（見41頁）後1寸。
快速取穴：將耳垂向後按，正對耳垂邊緣凹陷處，向後1橫指處即是。

頸百勞 EX-HN15
主治：支氣管炎、哮喘。
位置：在頸部，第7頸椎棘突直上2寸，後正中線旁開1寸。
快速取穴：大椎（見54頁）上3橫指，旁開1橫指。

定喘 EX-B1
主治：支氣管炎、哮喘。
位置：在脊柱區，橫平第7頸椎棘突下，後正中線旁開0.5寸。
快速取穴：大椎（見54頁）旁開半橫指處。

夾脊 EX-B2
主治：心、肺、上肢疾病，腸胃疾病，腰、腹、下肢疾病。
位置：第1至第5腰椎棘突下兩側，正中線旁開0.5寸，一側17穴。
快速取穴：頸背交界椎骨高突處椎體，向下推共有17個椎體，旁開半橫指處。

胃脘下俞 EX-B3
主治：胃炎、胰腺炎。
位置：在背部，橫平第8胸椎棘突下，後正中線旁開1.5寸。
快速取穴：至陽（見54頁）向下推1個椎體，下緣旁開2橫指處即是。

痞根 EX-B4
主治：胃痙攣、胃炎。
位置：在腰部，橫平第1腰椎棘突下，後正中線旁開3.5寸。
快速取穴：肚臍水平線與後正中線交點向上推1個椎體，在其棘突下，旁開3.5寸處即是。

下極俞 EX-B5
主治：腎炎、遺尿。
位置：在腰部，第3腰椎棘突下。
快速取穴：兩側髂前上棘連線與脊柱交點向上推1個椎體，下緣凹陷處。

腰宜 EX-B6
主治：睾丸炎、遺尿。
位置：在腰部，橫平第4腰椎棘突下，後正中線旁開約3寸凹陷中。
快速取穴：俯臥，兩側髂前上棘連線與脊柱交點旁開4橫指凹陷處即是。

腰眼 EX-B7
主治：腰痛、睾丸炎。
位置：在腰部，橫平第4腰椎棘突下，後正中線旁開約3.5寸凹陷中。
快速取穴：俯臥，兩側髂前上棘水平線與脊柱交點旁開約1橫掌凹陷處。

十七椎 EX-B8
主治：腰痛、胎位不正。
位置：第5腰椎棘突下凹陷中。
快速取穴：兩側髂前上棘水平線與脊柱交點向下推1個椎體，其棘突下。

腰奇 EX-B9
主治：便秘、痔瘡。
位置：尾骨端直上2寸，骶角之間凹陷中。
快速取穴：順著脊柱向下觸，尾骨端直上3橫指凹陷處即是。

子宮 EX-CA1
主治：月經不調、子宮脫垂、盆腔炎、闌尾炎。
位置：臍中下4寸，前正中線旁開3寸。
快速取穴：恥骨聯合中點上緣上1橫指，旁開4橫指處即是。

肘尖 EX-UE1
主治：淋巴結核、癰疔瘡瘍。
位置：在肘後部，尺骨鷹嘴的尖端。
快速取穴：屈肘，肘關節的最尖端處。

二白 EX-UE2
主治：脫肛、痔瘡。
位置：前臂前區，腕掌側遠端橫紋上4寸，橈側腕屈肌腱的兩側，一肢2穴。
快速取穴：握拳，拇指側一筋凸起，腕橫紋直上6橫指處與筋交點兩側。

中泉 EX-UE3
主治：氣管炎、腸胃炎。
位置：在前臂後區，腕背側遠端橫紋上，指伸肌腱橈側凹陷中。
快速取穴：手用力稍屈，指總伸肌腱與腕背橫紋交點靠拇指側的凹陷處。

中魁 EX-UE4
主治：反胃、嘔吐、急性胃炎、賁門梗阻、鼻出血。
位置：中指背面，近側指間關節的中點處。
快速取穴：中指背側靠近心臟端的指骨間關節中點處即是。

大骨空 EX-UE5
主治：目痛、結膜炎。
位置：拇指背面，指間關節的中點處。
快速取穴：抬臂俯掌，拇指指關節背側橫紋中點處即是。

小骨空 EX-UE6
主治：眼腫痛、咽喉炎。
位置：小指背面，近側指間關節中點處。
快速取穴：小指背側第2指骨關節橫紋中點處即是。

腰痛點 EX-UE7
主治：急性腰扭傷。
位置：在手背，第2、3掌骨及第4、5掌骨間，腕背側遠端橫紋與掌指關節中點處，一手2穴。
快速取穴：手背第2、3掌骨及第4、5掌骨間，當掌骨長度中點處即是。

外勞宮 EX-UE8
主治：頸椎病、落枕。
位置：在手背，第2、3掌骨間，掌指關節後0.5寸凹陷中。
快速取穴：手背第2、3掌骨間，從掌指關節向後半橫指處即是。

八邪 EX-UE9
主治：手指關節疾病。
位置：在手背，第1～5指間，指蹼緣後方赤白肉際處，左右共8穴。
快速取穴：手背，兩手第1～5指間各手指根部之間，皮膚顏色深淺交界處。

四縫 EX-UE10
主治：百日咳、哮喘、小兒消化不良、腸蛔蟲病。
位置：在手指，第2～5指掌面的近側指間關節橫紋的中央，一手4穴。
快速取穴：手掌側，第2～5指近指關節中點。

十宣 EX-UE11
主治：昏迷、休克、急性胃腸炎、高血壓。
位置：在手指，十指尖端，距指甲游離緣0.1寸（指寸），左右共10穴。
快速取穴：十指微屈，手十指尖端，距指甲游離緣尖端0.1寸處即是。

髖骨 EX-LE1
主治：膝關節炎。
位置：梁丘（見16頁）兩旁各1.5寸，一側2穴。
快速取穴：膝關節上，膝部正中骨頭上緣正中凹陷處即是。

鶴頂 EX-LE2
主治：膝關節炎、下肢無力、腦血管病後遺症。
位置：膝前區，髕底中點的上方凹陷處。
快速取穴：膝部正中骨頭上緣凹陷處。

百蟲窩 EX-LE3
主治：蕁麻疹、風疹、皮膚瘙癢症、濕疹。
位置：在股前區，髕底內側端上3寸。
快速取穴：屈膝，血海（見19頁）上1橫指處即是。

內膝眼 EX-LE4
主治：各種原因所致的膝關節炎。
位置：髕韌帶內側凹陷處的中央。
快速取穴：在髕韌帶兩側凹陷處。

外膝眼 EX-LE5
主治：各種原因引起的下肢無力、膝關節炎。
位置：在髕韌帶兩側凹陷處。在內側的稱內膝眼，在外側的稱外膝眼。
快速取穴：微伸膝關節，膝蓋下左右兩個凹窩處即是。

膽囊 EX-LE6
主治：急、慢性膽囊炎，膽結石，下肢癱瘓。
位置：在小腿外側，腓骨小頭直下2寸。
快速取穴：小腿外側上部，陽陵泉（見46頁）直下2橫指處即是。

闌尾 EX-LE7
主治：急、慢性闌尾炎，胃炎，下肢癱瘓。
位置：在小腿外側，髕韌帶外側凹陷下5寸，脛骨前嵴外1橫指。
快速取穴：足三里（見17頁）向下2橫指處即是。

內踝尖 EX-LE8
主治：下牙痛、腓腸肌痙攣。
位置：踝區，內踝尖的最凸起處。
快速取穴：正坐垂足，內踝之最高點處即是。

外踝尖 EX-LE9
主治：牙痛、腓腸肌痙攣、寒熱腳氣。
位置：在踝區，外踝的最凸起處。
快速取穴：正坐垂足，外踝之最高點。

八風 EX-LE10
主治：頭痛、牙痛、足部腫痛、趾痛、月經不調。
位置：在足背，第1～5趾間，趾蹼緣後方赤白肉際處，左右共8穴。
快速取穴：足5趾各趾間縫紋頭盡處即是。

獨陰 EX-LE11
主治：小腸疝氣、心絞痛、女人乾嘔、月經不調。
位置：在足底，第2趾的跖側遠端，趾間關節的中點。
快速取穴：仰足，第2足趾掌面遠端，趾關節橫紋中點處即是。

氣端 EX-LE12
主治：足背腫痛、足趾麻木、腦血管意外、中風。
位置：在足趾，十趾端的中央，距趾甲游離緣0.1寸（指寸），左右共10穴。
快速取穴：正坐垂足，足十趾尖端趾甲游離尖端即是。

第二章　反射區圖譜

一　足部反射區

足底反射區

腎上腺

各種炎症、哮喘、過敏、心律不齊、昏厥、風濕症。

腎

腎炎、腎結石、腎功能不良、尿毒症、腰痛、泌尿系統感染、高血壓、水腫。

腹腔神經叢

腰背痠痛、胸悶、打嗝、胃痙攣、腹脹。

輸尿管

輸尿管炎、輸尿管狹窄、高血壓、動脈硬化、風濕症、泌尿系統感染。

膀胱

泌尿系統疾病以及其他膀胱疾病。

大腦

腦震盪、腦卒中、腦血栓、頭暈、頭痛、感冒、神經衰弱、視覺受損。

垂體

甲狀腺、副甲狀腺、腎上腺、生殖腺、脾、胰等功能失調，更年期症候群。

小腦、腦幹

腦震盪、高血壓、肌腱關節疾病。

額竇

腦卒中，鼻竇炎，眼、耳、口、鼻疾病。

三叉神經

面部神經麻痺、失眠、感冒、腮腺炎，眼、耳、口引發的神經痛。

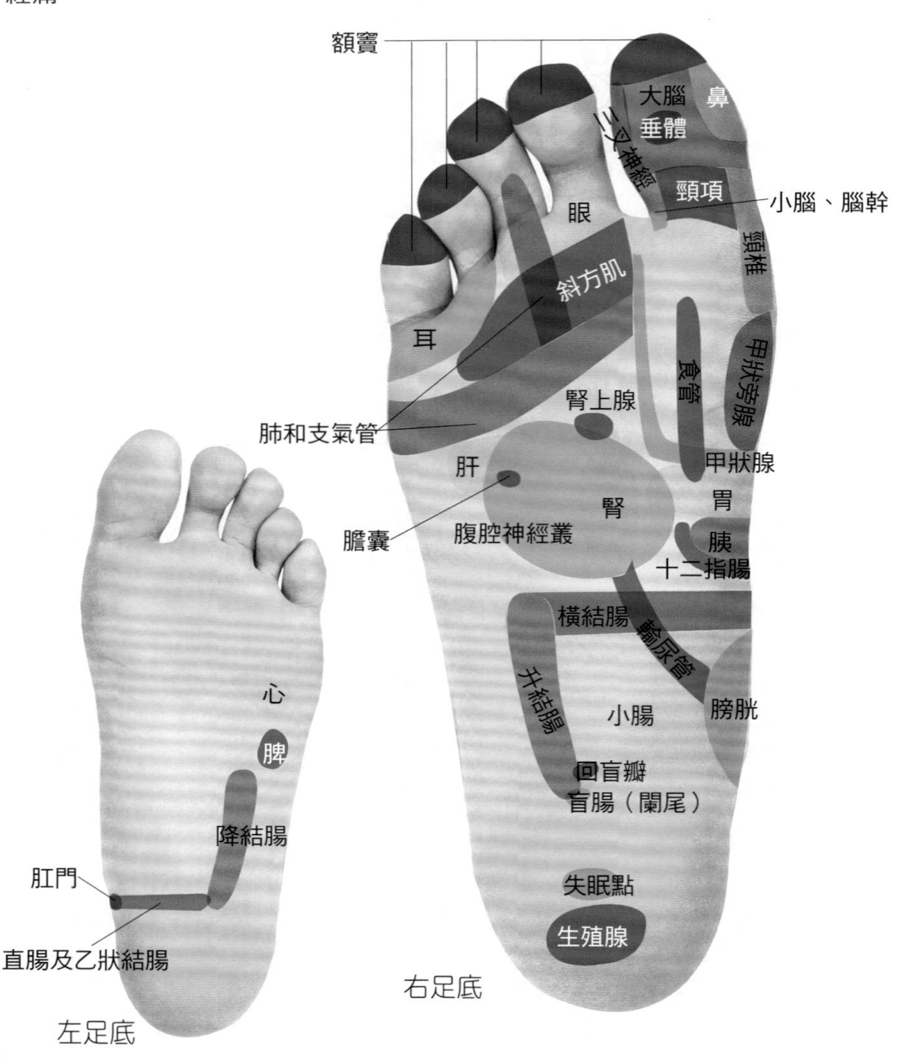

眼

結膜炎、角膜炎、近視、遠視、青光眼、白內障、怕光、流淚、老花、眼底出血。

耳

耳鳴、耳炎、外耳道濕疹、耳聾。

鼻

鼻塞、流鼻涕、過敏性鼻炎、急慢性鼻炎及上呼吸道感染。

頸項

頸項痠痛、頸項僵硬、頭暈、頭痛、流鼻血、高血壓、落枕。

斜方肌

肩周炎、肩背痠痛、兩臂無力、手麻、落枕。

食管

食管癌、食管炎等食管疾病。

肺和支氣管

肺炎、支氣管炎、肺癌、胸悶。

心

心律不齊、心絞痛、心悸、高血壓、低血壓、心臟缺損和循環系統疾病。

肝

肝炎、肝硬化、肝腫大、口舌乾燥、眼疾、食欲不振、膽疾、煩躁焦慮。

膽囊

膽囊炎、膽結石、黃疸、肝炎、食欲不振、便秘。

甲狀腺

甲狀腺功能亢進或低下、甲狀腺炎、心悸、失眠、感冒、煩躁、肥胖。

甲狀旁腺

過敏、痙攣、失眠、嘔吐、惡心、指甲脆弱、癲癇發作。

胃

胃痛、胃脹、胃酸過多、消化不良、胃下垂、惡心、嘔吐、急慢性胃炎。

胰

胰腺炎、糖尿病、消化不良。

十二指腸

十二指腸潰瘍、食欲不振、消化不良、腹脹、食物中毒。

脾

食欲不振、消化不良、發熱、貧血。

升結腸

便秘、腹痛、腸炎、腹瀉。

回盲瓣

消化系統吸收障礙性疾病。

盲腸（闌尾）

闌尾炎、腹脹。

橫結腸

腹瀉、腹脹、腹痛、腸炎、便秘。

小腸

急慢性腸炎、消化不良、食欲不振、腸胃脹悶、腹部悶痛、疲倦、緊張。

直腸及乙狀結腸

腹痛、腹脹、腹瀉、腸炎、便秘。

肛門

便秘、脫肛、痔瘡。

降結腸

腹瀉、腹痛、腹脹、腸炎、便秘。

失眠點

失眠、多夢、頭痛、頭暈。

足底生殖腺

痛經、月經不調、性功能低下、更年期症候群。

足內側反射區

頸椎

頸項僵硬、頸項痠痛、頭暈、頭痛、落枕、頸椎病以及其他各種頸椎病變。

胸椎

肩背痠痛、胸椎骨刺、腰脊強痛、胸椎間盤突出、胸悶胸痛。

腰椎

腰背痠痛、腰椎骨質增生、腰脊強痛、腰椎間盤突出、腰肌勞損。

骶椎

骶骨受傷、骶骨骨質增生、坐骨神經痛。

足內側坐骨神經

坐骨神經痛、腳抽筋、麻木。

腹股溝

疝氣、小腹脹痛、生殖系統疾病。

足內側髖關節

髖關節痛、坐骨神經痛、腰背痛、兩髈無力。

內尾骨

坐骨神經痛、尾骨受傷後遺症。

直腸、肛門

痔瘡、直腸炎、脫肛、便秘。

前列腺或子宮

前列腺炎、痛經、子宮肌瘤。

尿道和陰道

尿道炎、陰道炎、尿頻、尿道感染。

足外側反射區

足外側髖關節

髖關節痛、坐骨神經痛、腰背痛、兩髈無力。

肩關節

肩周炎、手臂痠痛、手麻。

足外側生殖腺

痛經、月經不調、性功能低下、更年期症候群。

外尾骨

坐骨神經痛、尾骨受傷後遺症。

下腹部

經期症候群、月經不調、腹部脹痛。

足外側坐骨神經

坐骨神經痛、腳抽筋、麻木。

肩胛骨

肩周炎、肩背痠痛、肩關節活動障礙。

肘關節

肘關節痠痛、肘關節炎、肘關節受傷、臂膊疼痛、手臂麻木。

膝關節

膝關節炎、膝關節痛、膝關節受傷、韌帶損傷、脂肪墊損傷。

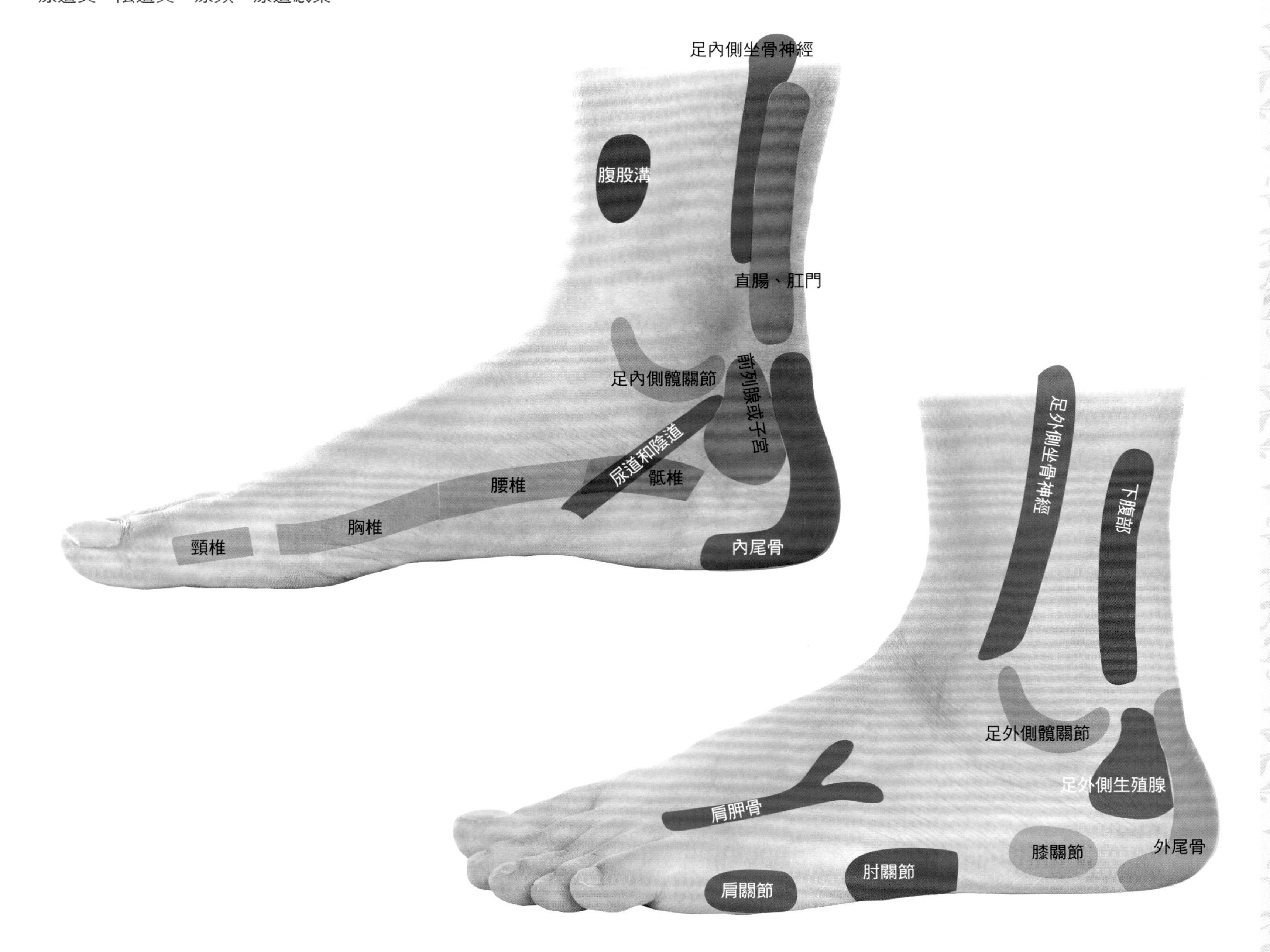

足背反射區

肋骨

胸膜炎、胸悶、肋軟骨炎、肋骨損傷。

胸（乳房）

胸痛、胸悶、乳腺炎、乳腺增生、乳腺癌、食管疾病。

內耳迷路

暈車、暈船、頭暈、眼花、耳鳴、昏迷、高血壓、低血壓。

上頜、下頜

牙痛、口腔潰瘍、打鼾、味覺障礙。

腕關節

腕關節痠痛、腕關節炎、腕關節受傷、手麻木。

橫膈膜

打嗝、惡心、嘔吐、腹脹、腹痛。

喉、氣管

咽喉炎、咳嗽、哮喘、氣管炎、聲音嘶啞、上呼吸道感染。

扁桃體

扁桃體炎、上呼吸道感染。

上身淋巴結

發熱、各種炎症、囊腫。

下身淋巴結

發熱、各種炎症、囊腫。

胸部淋巴結

發熱、各種炎症、免疫力低下。

頸部淋巴結

頸部淋巴結腫大、甲狀腺腫大、甲狀腺功能亢進、牙痛。

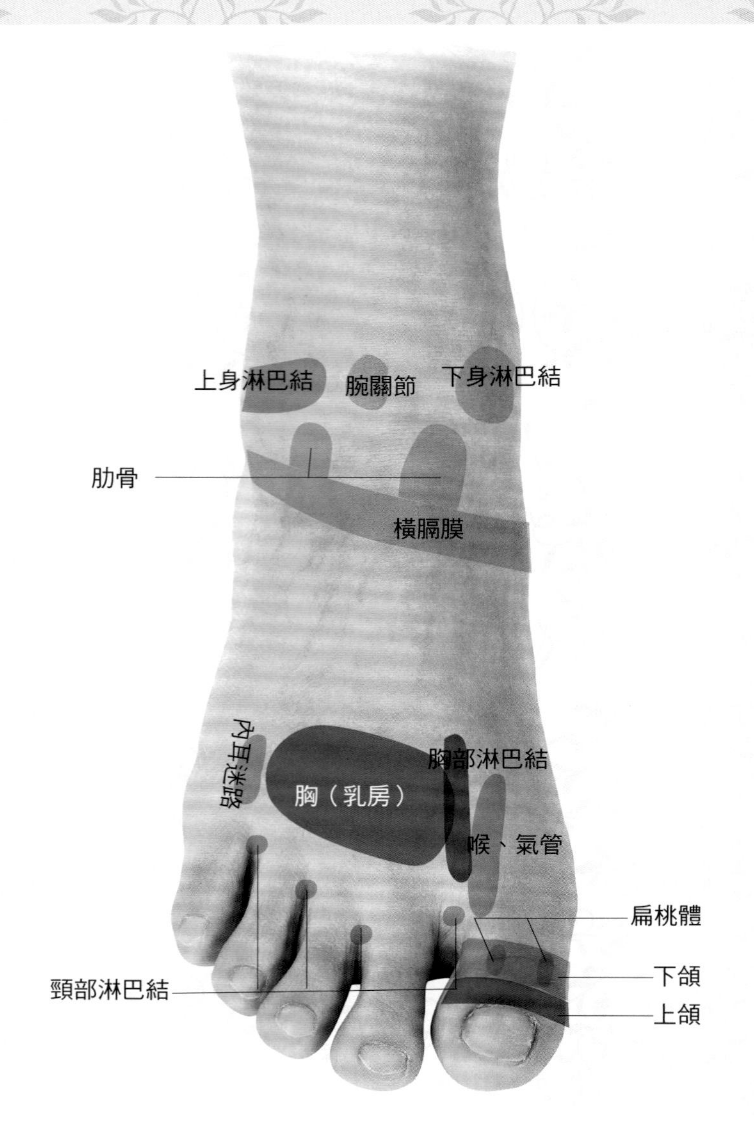

二　手部反射區

手掌反射區

斜方肌

頸肩背部疼痛、頸椎病、落枕。

肺、支氣管

肺炎、支氣管炎、肺氣腫、肺結核、肺癌、胸悶。

心

心律不齊、心絞痛、心悸、胸悶、高血壓、低血壓、心臟缺損和循環系統疾病。

甲狀腺

甲狀腺功能亢進或低下、甲狀腺炎、心悸、失眠、感冒、煩躁、肥胖。

肝

肝炎、肝硬化、腹痛、消化不良、脾氣暴躁等。

膽囊

膽囊炎、膽結石、膽道蛔蟲症、厭食、消化不良、胃腸功能紊亂、高脂血症、痤瘡。

腎

腎炎、腎結石、遊走腎、腎功能不良、尿毒症、腰痛、泌尿系統感染、高血壓、水腫。

腎上腺

頭暈、高血壓、指端麻痺、手掌多汗、掌中熱、腎上腺皮質不全症。

輸尿管

輸尿管炎、輸尿管結石、輸尿管狹窄、高血壓、動脈硬化、風濕症、泌尿系統感染。

膀胱

膀胱炎、尿道炎、膀胱結石、高血壓、動脈硬化、泌尿系統與膀胱疾患。

生殖腺（卵巢或睾丸）

性功能低下、不孕不育症、前列腺增生、月經不調、痛經等。

前列腺、子宮、陰道、尿道

前列腺增生、前列腺炎、子宮肌瘤、子宮內膜炎、宮頸炎、陰道炎、白帶異常、尿道炎、尿路感染等。

胃

胃痛、胃脹、胃酸過多、消化不良、胃下垂、惡心、嘔吐、急慢性胃炎。

胰腺

胰腺炎、糖尿病、消化不良。

腹股溝

性功能低下、前列腺增生、生殖系統病變、疝氣、小腹脹痛。

小腸

急慢性腸炎、消化不良、食欲不振、腸胃脹悶。

升結腸

便秘、腹痛、腸炎、腹瀉。

盲腸、闌尾

腹脹、腹瀉、消化不良、闌尾炎。

十二指腸

十二指腸潰瘍、食欲不振、消化不良、腹脹、食物中毒。

回盲瓣

下腹脹、腹痛。

橫結腸

腹瀉、腹脹、腹痛、結腸炎、便秘。

降結腸

腹瀉、腹痛、腹脹、腸炎、便秘。

乙狀結腸

腹痛、腹脹、腹瀉、直腸炎、直腸癌、便秘、脫肛。

肛管、肛門

便秘、便血、肛門周圍炎、痔瘡、脫肛。

胸腔呼吸氣管區

胸悶、氣喘、咳嗽、肺炎、支氣管炎、哮喘。

脾

食欲不振、消化不良、發熱、炎症、貧血、皮膚病。

胃脾大腸區

消化不良、食欲不振、腹痛、腹脹、腹瀉、腸炎、便秘。

腹腔神經叢

胃腸功能紊亂、腹痛、腹脹、腹瀉、呃逆、更年期症候群、煩躁、失眠等。

垂體

內分泌失調，甲狀腺、甲狀旁腺、腎上腺、生殖腺、脾、胰等功能失調，小兒發育不良，更年期症候群。

額竇

腦卒中、腦震盪、鼻竇炎、頭暈、頭痛、感冒、發燒、失眠，眼、耳、口、鼻疾病。

大腦

腦震盪、腦卒中、頭暈、頭痛、感冒、神志不清、神經衰弱、視覺受損。

鼻

鼻塞、流涕、鼻竇炎、過敏性鼻炎、急慢性鼻炎及上呼吸道感染。

眼

結膜炎、角膜炎、近視、遠視、青光眼、白內障、怕光流淚、老花眼、眼底出血。

頸項

頸項痠痛、頸項僵硬、頭暈、頭痛、流鼻血、高血壓、落枕。

扁桃體

扁桃體炎、上呼吸道感染、發熱。

耳

耳鳴、耳炎、重聽。

頸肩區

頸肩部病痛如肩周炎、頸椎病、肩部軟組織損傷、落枕。

食管、氣管

食管炎、食管腫瘤、氣管炎。

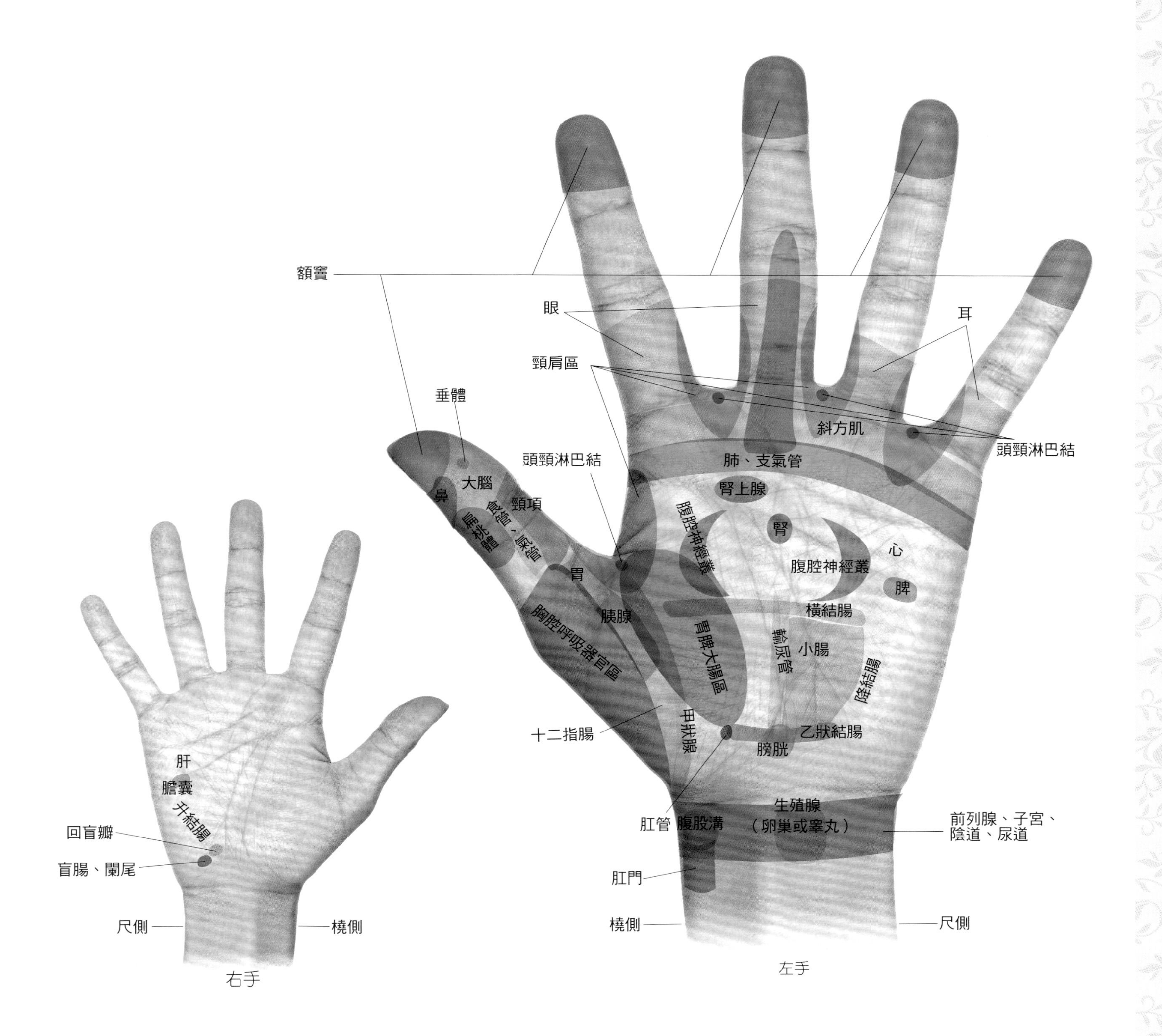

右手

左手

手背反射區

小腦、腦幹

腦震盪、高血壓、頭暈、頭痛、失眠、感冒、肌肉緊張、肌腱關節疾病。

三叉神經

面部神經麻痺、偏頭痛、失眠、感冒、腮腺炎、神經痛。

舌

口腔潰瘍、味覺異常。

上、下頜

顳頜關節功能紊亂症候群、牙周炎、口腔潰瘍。

甲狀旁腺

過敏、痙攣、失眠、嘔吐、惡心、指甲脆弱、癲癇發作。

內耳迷路

頭暈、耳鳴、暈動症、高血壓、低血壓、平衡障礙。

喉、氣管

上呼吸道感染、咽喉炎、氣管炎、咳嗽、氣喘。

橫膈膜

打嗝、腹脹、腹痛。

肩關節

肩關節周圍炎、肩部損傷、手臂痠痛、手麻、白內障。

肘關節

肘部疾病（如網球肘、尺骨鷹嘴滑囊炎、肱骨內上髁炎等）、上肢癱瘓、手臂麻木等。

胸、乳房

胸部病症、呼吸系統病症、心臟病、乳房疾病。

胸腺淋巴結

發熱、炎症、囊腫、子宮肌瘤、乳腺炎、胸痛、免疫力低下。

頭頸淋巴結

頸部淋巴結腫大、甲狀腺腫大、甲狀腺功能亢進、牙痛。

血壓區

高血壓、低血壓、眩暈、頭痛。

膝關節

膝關節骨性關節炎、髕下滑囊炎、半月板損傷、側副韌帶損傷、下肢癱瘓。

髖關節

髖關節疾病、坐骨神經痛、腰背痛。

頸椎

頸項僵硬、頸項痠痛、頭暈、頭痛、落枕、各種頸椎病變。

胸椎

肩背痠痛、胸椎骨刺、腰脊強痛、胸椎間盤突出、胸悶胸痛。

上身淋巴結

發熱、炎症、囊腫、水腫、子宮肌瘤、免疫力低下。

下身淋巴結

發熱、炎症、囊腫、子宮肌瘤、免疫力低下。

脊柱

頸椎病、背痛、腰痛。

肋骨

膜炎、胸悶、肋膜炎、肋骨受傷。

腰椎

腰背痠痛、腰椎骨刺、腰脊強痛、腰椎間盤突出、腰肌勞損。

骶骨

骶骨受傷、骶骨骨刺、坐骨神經痛。

尾骨

坐骨神經痛、尾骨受傷後遺症。

三 耳部反射區

耳正面反射區

肛門
脫肛、肛裂、痔痛、便秘。
外生殖器
外陰瘙癢症、遺精、陽痿、睾丸炎、附睾炎。
尿道
尿頻、尿急、尿痛、尿瀦留、遺尿。
直腸
腹瀉、便秘、脫肛、內外痔。
耳中
打嗝、胃痛、慢性胃炎、蕁麻疹、皮膚瘙癢症、小兒遺尿症、咯血。
耳尖
發熱、高血壓、高脂血症、瞼腺炎、急性結膜炎、流行性腮腺炎，以及多種疼痛。
肝陽
頭暈、頭痛、高血壓。
輪1
發熱、上呼吸道感染、急性扁桃體炎、高血壓。
輪2
發熱、上呼吸道感染、急性扁桃體炎、高血壓。
輪3
發熱、上呼吸道感染、急性扁桃體炎、高血壓。
輪4
發熱、上呼吸道感染、急性扁桃體炎、高血壓。
頷
牙痛、下頜淋巴結炎。
舌
舌痛、口腔潰瘍。
牙
牙痛、低血壓。
垂前
牙痛、神經衰弱、周圍性面癱。
內耳
內耳眩暈症、耳鳴、聽力減退。
面頰
三叉神經痛、口眼歪斜、腮腺炎、牙痛、痤瘡。
眼
結膜炎、青光眼、近視、瞼腺炎等。
扁桃體
急性扁桃體炎。
趾
趾痛、甲溝炎。
跟
足跟痛、跟骨骨質增生。
踝
踝關節扭傷。
膝
膝部腫痛、風濕性關節炎、膝關節滑囊炎等多種疾病。
髖
臀部疼痛、坐骨神經痛。
坐骨神經
坐骨神經痛。
交感
胃痛、會陰部疼痛不適、胃腸痙攣。
臀
臀骶痛、坐骨神經痛。
腹
腹脹、腹痛、腹瀉。
腰骶椎
腰骶痛、坐骨神經痛、腹痛。
胸
胸肋痛、乳腺炎、產後缺乳、胸脅部帶狀疱疹。
胸椎
胸背痛及同胸區疾病。
頸椎
落枕、頸椎病、頭昏、耳鳴。
頸
落枕、頸椎病、頭昏、耳鳴。
角窩中
哮喘。
角窩上
高血壓。
內生殖器
月經不調、痛經、帶下異常、遺精、陽痿。
神門
瞼腺炎、妊娠性嘔吐、急性腰扭傷、小兒高熱驚厥。
盆腔
急慢性盆腔炎。
外耳
耳鳴、眩暈、聽力減退。
上屏
咽炎、單純性肥胖。
屏尖
發熱、牙痛、斜視。
外鼻
鼻炎、鼻塞、單純性肥胖。
下屏
鼻炎、單純性肥胖、高血壓。
腎上腺
低血壓、風濕性關節炎、腮腺炎、中毒性眩暈。
屏間前
瞼腺炎、假性近視、青光眼等各種眼病。
咽喉
急性咽炎、扁桃體炎。
內鼻
鼻炎、上頜竇炎、感冒、鼻竇炎。
枕
暈動症、頭痛、惡心。
顳
偏頭痛、眩暈、耳鳴、聽力減退。
額
頭昏、頭痛、失眠、多夢。
屏間後
瞼腺炎、假性近視、青光眼等各種眼病。
腦幹
感冒、頭痛、眩暈、失眠、智商低下、假性近視。
緣中
梅尼爾氏症候群、三叉神經痛、遺尿、偏頭痛。
對屏尖
喘息、咳嗽、偏頭痛、顳下頜關節功能紊亂、腮腺炎、皮膚瘙癢症、睾丸炎、附睾炎。
皮質下
各種痛證、神經衰弱、假性近視、月經不調。
口
口腔潰瘍、膽囊炎、膽石症。
食管
惡心、嘔吐、食管炎、吞嚥困難、胸悶。
賁門
食欲不振、賁門痙攣、神經性嘔吐、胃痛。
胃
消化不良、牙痛、胃痛、失眠。
艇角
前列腺炎、尿道炎、性功能減退。
大腸
腹瀉、便秘、痤瘡、咳嗽。
闌尾
闌尾炎、腹痛。
小腸
心律不齊、腹痛、腹瀉。
十二指腸
十二指腸潰瘍、膽囊炎、上腹痛。
膀胱
後頭痛、腰痛、坐骨神經痛、膀胱炎。
輸尿管
輸尿管結石絞痛。
腎
耳鳴、腰痛、遺尿、遺精。
胰膽
脅痛、胸肋部帶狀疱疹、膽囊炎、膽石症、耳鳴。
艇中
膽管蛔蟲症、腹脹、醉酒。
肝
肝鬱脅痛、高血壓、青光眼、經前症候群、更年期症候群。
脾
眩暈、納呆、腹瀉。
肺
呼吸系統疾病、皮膚病、單純性肥胖。
心
心血管系統疾病、聲嘶、無脈症。
氣管
咳嗽、哮喘、面癱。
三焦
上肢三焦經部位疼痛、單純性肥胖、便秘。
內分泌
瘧疾、經前緊張症、更年期症候群、月經不調。
指
手指外傷疼痛，化膿性指甲溝炎，手指麻木、疼痛。
風溪
蕁麻疹、皮膚瘙癢症、過敏性鼻炎、過敏性皮炎、哮喘和其他過敏性疾病。
腕
腕部扭傷、疼痛。
肘
網球肘、肱骨處上髁炎。
肩
肩關節疼痛、落枕、膽石症等。
鎖骨
相應部位疼痛、無脈症、急性闌尾炎、肩關節周圍炎。

耳背反射區

耳背脾

胃痛、納呆、消化不良、腹脹、腹瀉。

耳背肺

胃痛、哮喘、皮膚瘙癢症、各種皮膚病。

耳背心

失眠、心悸、多夢、高血壓。

耳背肝

肝炎、肝硬化、膽囊炎、膽石症、失眠。

耳背腎

頭痛、頭暈、神經衰弱、月經不調。

上耳根

哮喘、多種痛證、鼻出血。

耳背溝

高血壓、皮膚瘙癢症。

耳迷根

胃痛、心動過速、腹痛、單純性腹瀉、原發性高血壓、感冒引起的鼻塞耳鳴、膽囊炎、膽石症、膽道蛔蟲症。

下耳根

哮喘、多種疼痛、低血壓。

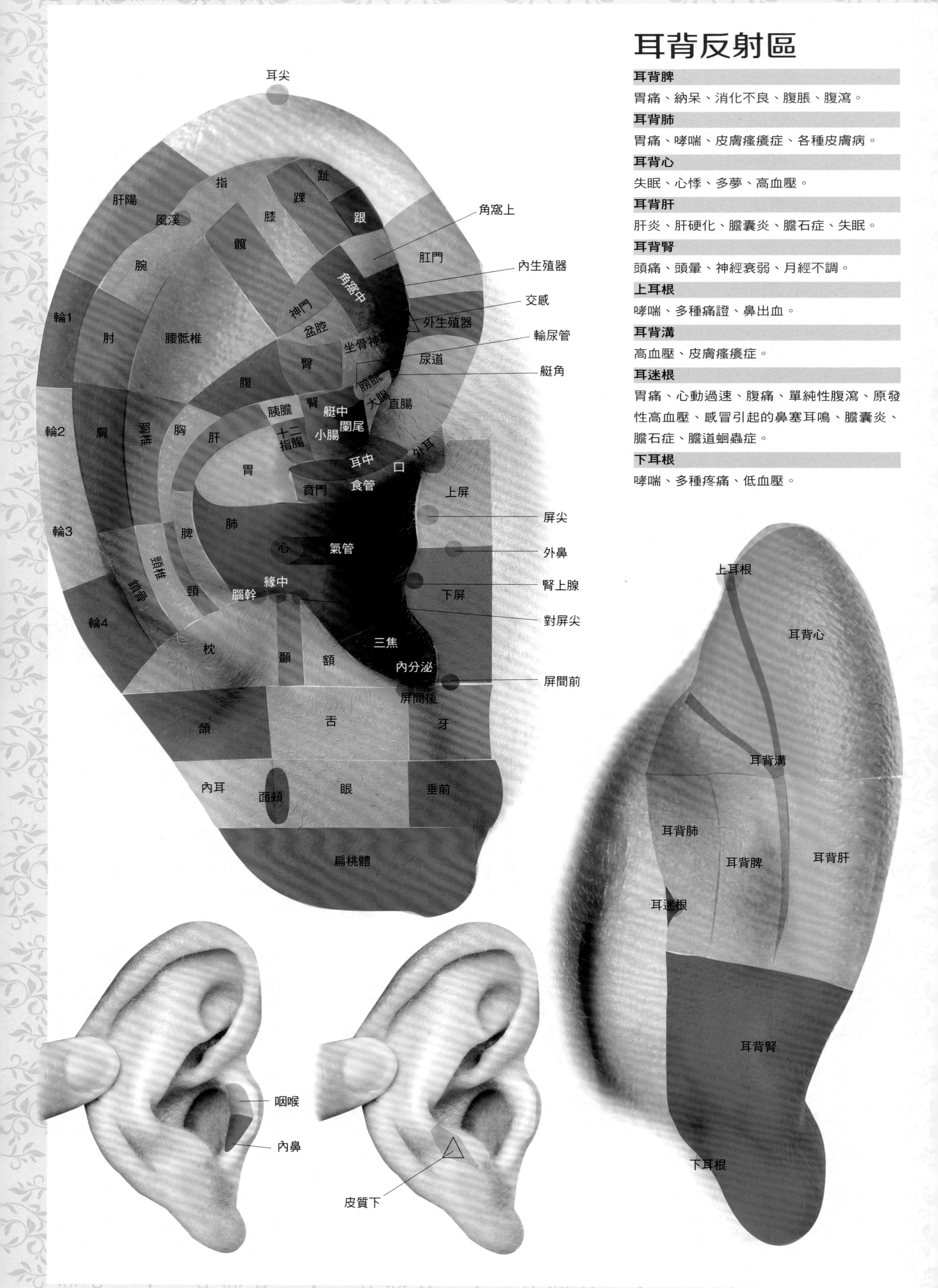